W0056694

Draußen
zeit

Stefano Luca Tosoni

Illustriert von Virginia Taroni

Aus dem Italienischen von Alexandra Hoi

Draußen
zeit

Achtsam zurück zur Natur

arsEdition

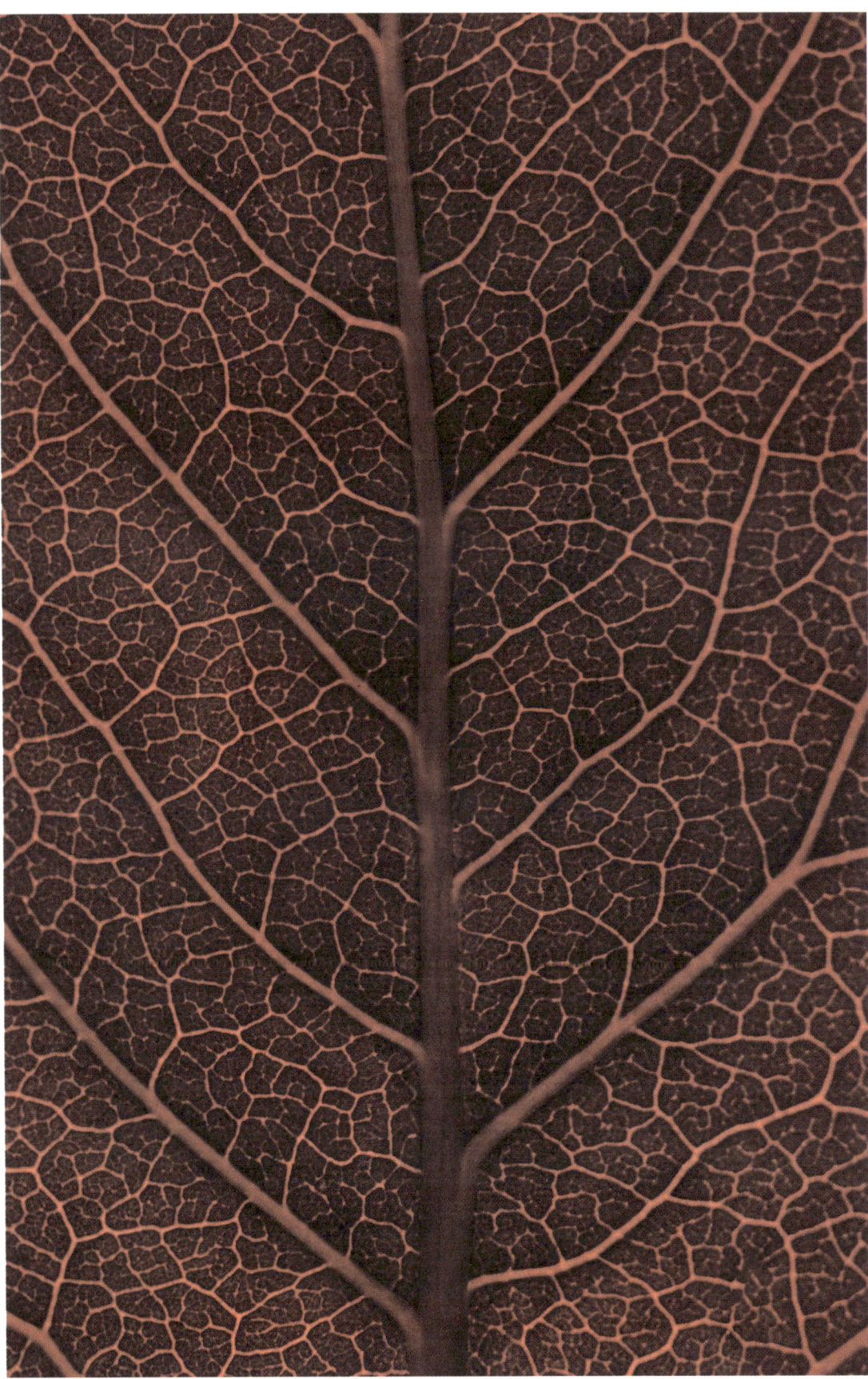

INHALT

3 NAHRUNG AUS DER NATUR

4 IN DER WILDEN NATUR

(5) NATUR LEBEN

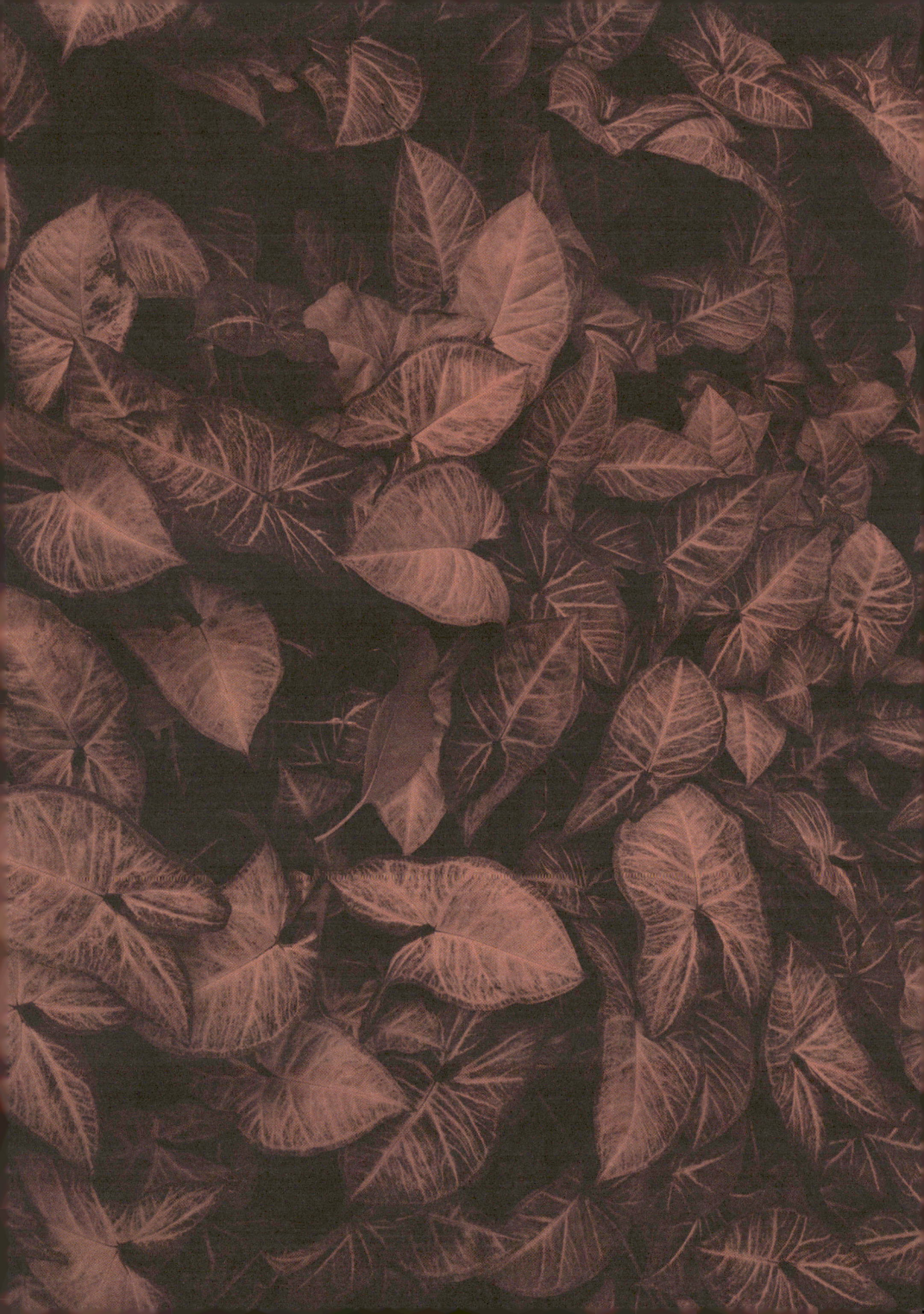

Vorwort

von **Valeria Margherita Mosca**

....

Stefano ist für mich ein besonderer Mensch. Er ist mein bester und treuester Freund und Reisebegleiter. Wir haben viele gemeinsame Pläne und sind uns in den meisten Dingen, die wertbestimmend für unser Leben sind, einig.

Da wir viel Zeit miteinander verbringen, kommen wir oft auf das zu sprechen, was wir gerade erleben, was wir denken und auch darüber, was wir träumen und wie wir unsere Wünsche wahr werden lassen. Ich kann also mit Gewissheit (und ein wenig Stolz) sagen, dass ich das Werden und Wachsen dieses Buches bis zum heutigen Tag, dem Tag seiner Veröffentlichung, miterlebt habe.

Da er mir von seinen Recherchen und Erfahrungen erzählte, die ihn dazu brachten, diesen Text zu verfassen, sind seine Worte in den letzten Monaten für mich zu enorm wichtigen und positiven Impulsen für Selbstreflexion und Veränderung geworden und Stefano mit ihnen zum Verfechter eines Wertes, der heute oft als allzu modisch und oberflächlich abgetan wird und zu verschwinden droht: die Empathie zwischen Natur und Mensch.

Als Forager, Naturführerin und -forscherin beschäftige ich mich nicht direkt mit den Themen, um die es in diesem Buch geht, aber ich beobachte seit vielen Jahren die Natur aus nächster Nähe, studiere, katalogisiere und erkunde sie mit Hingabe. Ich mache das aus einer anderen Perspektive als Stefano, aber es kommt keineswegs selten vor, dass sich unsere Blicke in dem anthropologischen und ökologischen Spannungsfeld, das die Beziehung zwischen Mensch und Biosphäre prägt, unweigerlich kreuzen. Im Grunde empfinden wir beide einfach große Bewunderung, Liebe und Respekt für die Dynamik der Natur und für alles Leben auf unserem Planeten.

Die Geschichte dieser Werte, die tief in seinem Herzen verwurzelt sind, beginnt vor langer Zeit. Als Stefano noch ein Kind war, durfte er mit seinen Eltern wunderbare Reisen und echte Abenteuer erleben. Oft ging es für ihn hinaus ins Freie, in eine wilde und intakte, in seinem wirklichen Leben und seiner grenzenlosen Vorstellungswelt präsente und lebendige Natur. Seine Mutter, eine gütige und starke Frau, brachte ihm die nötige Ausdauer und Resilienz bei, um jedes Ziel zu erreichen, sein Vater vermittelte ihm Begeisterungsfähigkeit und eine positive Lebenseinstellung. Er lehrte ihn, Herausforderungen zu bewältigen, Forschergeist zu entwickeln, mit Neugier auf die unendlichen Möglichkeiten zu blicken und die Welt als einen Ort zu sehen, der geliebt werden will. Es war vor allem sein Vater, mit dem Stefano die Abenteuer erlebte, die ihn zu diesem Buch inspirierten und durch die er lernte, sich auf die Seite der Natur zu stellen.

Auch ich durfte diese Neigung schon als Kind mit meiner Großmutter mütterlicherseits und meinen Eltern teilen. Zwei besondere Erinnerungen führen mich zurück zum Ursprung meiner Leidenschaft und zu diesem Austausch zwischen mir und der Natur, der für mich (wie ein innerer Pakt) fast schamanisch war.

Die erste ist die, als ich mir zum ersten Mal überlegte, ein paar Blätter und Tannenzweige zum Kochen zu verwenden. Ich hockte auf der Wiese unter der Terrasse unseres Hauses im Valmalenco, einem wunderschönen, sehr wilden Seitental des Valtellina. Ich war gerade von einem langen Streifzug durch den nahe gelegenen Wald zurückgekehrt, wo ich die hoch in den Himmel ragenden Stämme der Tannen und Lärchen bewundert hatte. Ich war ganz fasziniert davon und fragte mich unwillkürlich, ob diese pflanzliche Materie, die in mir Lust auf Abenteuer und ein Gefühl von Freiheit wachrief, denselben berauschenden und intensiven Geschmack haben könnte, den meine Nase in Form von Gerüchen wahrnahm und der für meine Rezeptoren so verlockend war. Also begann ich zu experimentieren und füllte aus einer Laune heraus meine kleinen Kochtöpfe mit Nadeln, Rinde, Flechten und Blättern. Meine Entdeckungen notierte ich in einem Heft, das ich verwendete, um Karten zu zeichnen und Pflanzen und Mineralien zu beschreiben, die ich fand.

Die zweite Erinnerung ist die an eine Begebenheit wenige Tage nach meinen ersten Kochexperimenten. Ich beobachtete meine Großmutter, deren Vorfahren im Val Zebrù gelebt hatten, einem sehr wilden Tal hoch oben in den Bergen, und mir wurde klar, dass sie die gleichen Gewächse suchte und pflückte, die ich zum Spaß für meine ungewöhnlichen Rezepte verwendet hatte. Allerdings bereitete sie daraus mit der für ältere Menschen typischen Sorgfalt und Sachkenntnis allerlei Tees, Heilmittel und köstliches Essen zu. Von diesem Tag an zog das Sammeln von wild Gewachsenem in meinen Alltag ein. Den Wald als eine »essbare Landschaft« zu sehen, die es zu erforschen gilt und mit der ein respektvoller Austausch möglich ist, wurde zur Gewohnheit und einige Jahre später zu meinem Beruf. Genießbares, das uns der Wald bietet, zu sammeln, bedeutet aber auch, dass wir lernen müssen, die dort wachsenden Pflanzenarten zu bestimmen und uns mit diesem komplexen und faszinierenden, aber auch sensiblen Ökosystem vertraut zu machen und es zu respektieren.

Ich denke, dass Stefano und ich in unserer Kindheit, mit unseren jeweiligen Eltern und Großeltern, in sehr ähnlichen Welten lebten. Unsere Vorfahren haben uns mit ihrer Lebenserfahrung und ihrem reichen Wissen die Liebe und das Gefühl von Zusammengehörigkeit und Füreinanderdasein vermittelt, die uns nur die wahren Erfahrungen eines gemeinsam gelebten Lebens geben. Vor allem aber haben sie uns eine respektvolle und befruchtende Art des Austauschs zwischen Mensch und Biosphäre gelehrt, die heute in den oft überstrapazierten, aber wichtigen Begriffen Bewusstsein, Umweltschutz und Zusammenarbeit zum Ausdruck kommt. Sie haben uns gelehrt, die Natur bis ins kleinste Detail zu beobachten, aus einer innigen, vertrauensvollen Perspektive, die uns die Kraft und den Willen gibt, Botschafter:innen und Verfechter:innen zu werden, Beschützer:innen der Biosphäre und Fürsprecher:innen für ihre Schönheit und ihre Bedürfnisse.

Stefanos Buch ist wegbereitend für diese große Mission. Auf wohltuende und subtile Weise bietet es uns feinsinnige und gleichzeitig spannende Methoden der Rückbesinnung, deren Lektüre für achtsame und sensible Leser:innen zu einer One-Way-Reise in eine erfülltere, bewusstere Zukunft wird.

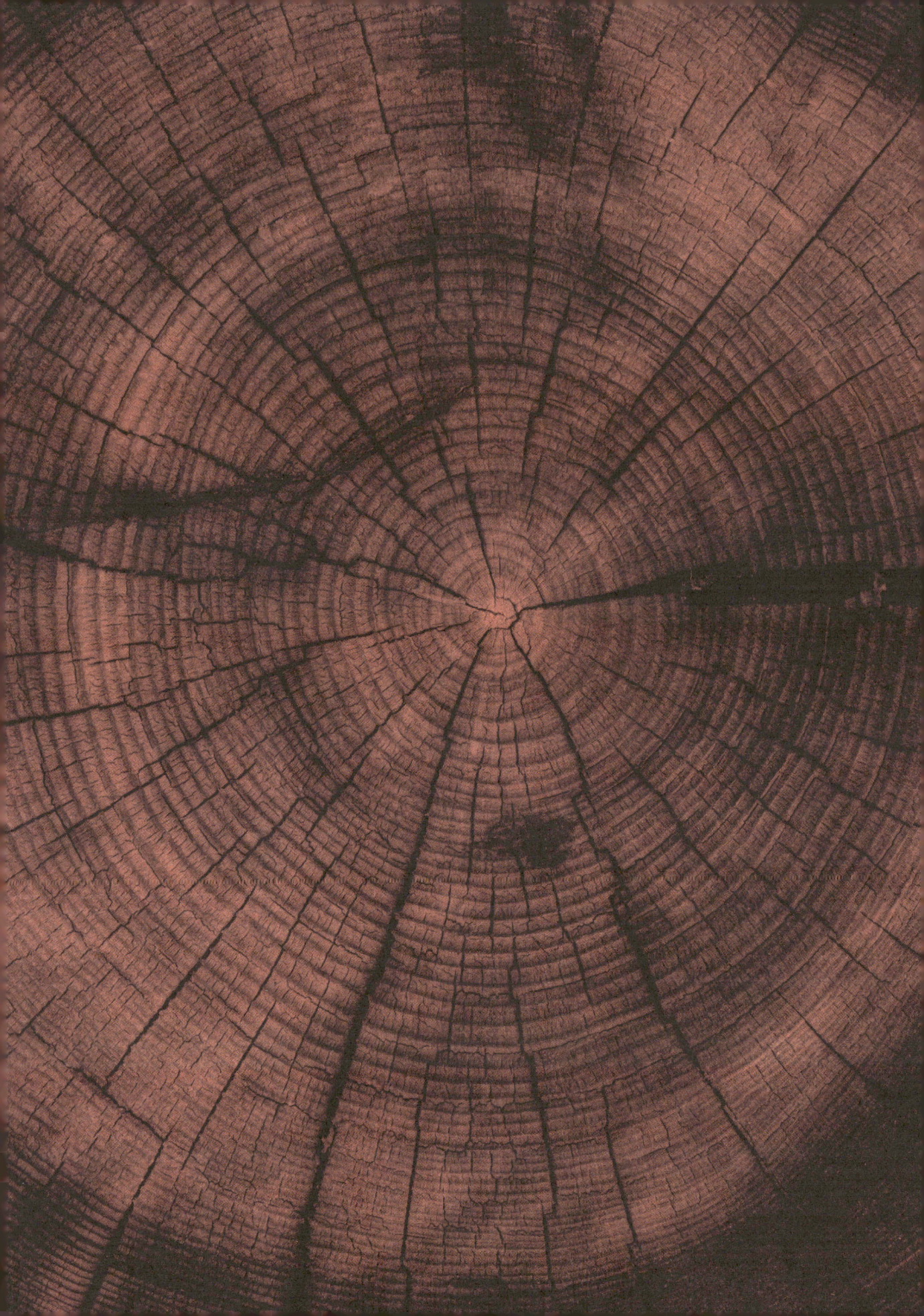

Einleitung

....

Die Idee zu diesem Buch entstand vor vielen Jahren in den englischen Midlands, bei einem Arbeitsbesuch in einem Unternehmen, das Videospiele entwickelt. Auf dem Programm stand ein Vormittag mit Meetings in einem Raum mit Blick auf eine wunderschöne englische Landschaft, die sich durch große Fenster in ihrer ganzen Pracht zeigte.

Während der Meetings konnten die anderen Gäste und ich spektakuläre Veränderungen der Farbe des Himmels, den schnellen Durchzug von Wolken und kurze Regenschauer gefolgt von plötzlichen Aufhellungen beobachten, wie sie an manchen Tagen typisch in England sind. Je mehr ich ins Staunen kam, desto mehr Einzelheiten nahm ich wahr: das Auftauchen einiger mir unbekannter Vogelarten, der Wind, der das Gras peitschte und geordnete Wellenbewegungen entstehen ließ, immer wieder andere Farbschattierungen, die sich am Horizont verloren.

Das Schauspiel, das uns die Natur an diesem Tag bot, stand in krassem Kontrast zu den Inhalten der Videospiele, die man uns zeigte: Es waren Cyberpunk-, Fantasy- und Science-Fiction-Szenarien, in die die Programmierer:innen komplexe technische Details integriert hatten.

Auf einem Feld nicht weit weg tauchten plötzlich ein junger Mann und eine junge Frau auf. Sie trugen schlammige Gummistiefel, wasserfeste Jacken und Hüte. Im dichten Regen spazierten die beiden seelenruhig durchs hohe Gras. Ich suchte in ihren Mienen nach dem Unbehagen, das Regen und Wind bescheren, stellte jedoch überrascht fest, dass sie völlig entspannt in ein Gespräch vertieft waren, das sie offensichtlich erheiterte. Das Wetter schien sie dabei nicht im Geringsten zu stören.

Als auch die anderen Anwesenden auf die Szene aufmerksam wurden, erklärte uns einer der Manager, dass die beiden jungen Leute zum Team der digitalen Kreativen gehören, die imaginäre Figuren und Umgebungen zum Leben erwecken. Wie andere Beschäftigte auch durften sie ihren Arbeitsplatz verlassen, wenn sie das Bedürfnis hatten, nach draußen zu gehen, einen Spaziergang zu machen, sich an schönen Tagen ins Gras zu legen, frische Luft zu schnappen oder den Regen zu genießen.

Als wir am Nachmittag einen Rundgang durch das Unternehmen machten, sahen wir eine bunte Reihe von Regenjacken und Gummistiefeln im Empfangsbereich und nasse Spuren in Richtung der mit Duschen und Saunen ausgestatteten Umkleideräume. Die Mitarbeiter:innen hatten also nicht nur die Möglichkeit, sich in die Natur zu begeben, sondern wurden dazu explizit ermutigt.

Später erzählte mir ein junger Modellierer, dass seine Aufgabe darin bestehe, die Botanik und die Bäume in den Szenen eines bekannten Rallye-Games zu gestalten. Ziel sei es, die biologische Vielfalt in den verschiedenen Szenarien originalgetreu nachzubilden, was eine genaue Kenntnis der Vegetation und der Art und Weise, wie jedes Gebiet auf die wechselnden Jahreszeiten und Wetterbedingungen reagiert, voraussetzt. Begeistert zeigte er mir seine Hauptquelle – ein altes Buch, in dem Bäume aus aller Welt und wild wachsende Pflanzenarten der nördlichen Hemisphäre katalogisiert waren. Er bekräftigte, dass das Unternehmen seine Mitarbeiter:innen zur Erkundung der umliegenden Natur motiviert, in der Überzeugung, dass dies ihre Arbeitsleistung positiv beeinflussen würde. Die Natur wurde also nicht nur als Studienobjekt betrachtet, sondern als Ressource zur Förderung von Konzentration, Teamgeist, Gesundheit und allgemein für mehr Lebensqualität.

Ich kehrte mit einem neuen Bewusstsein nach Hause zurück und spürte, dass ich mich näher damit beschäftigen musste. So begann ich, immer tiefer in die Natur vorzudringen, die nur darauf zu warten schien, erkundet zu werden. Ich habe Momente erlebt, die ich noch heute als meine wertvollsten Erinnerungen bewahre. Durch diese neue Beziehung zur Natur, nach der ich aktiv suchte, konnte ich viele Erlebnisse aus meiner Kindheit abrufen und mich selbst und mein Wissen über die Natur weiterentwickeln, bis ich verstand, dass das Glück und der Sinn des Lebens in der Natur liegen.

Dies sind die Gründe, die mich Jahre später dazu veranlasst haben, eine Reihe von Praktiken in einem Buch zu sammeln – Praktiken, die für alle machbar sind, in und mit der Natur. Es geht nicht nur darum, in eine natürliche Umgebung einzutauchen, sondern den Bezug zur Natur aktiv zu suchen und als wertvoll zu erkennen.

Draußenzeit führt dich Schritt für Schritt zum Beobachten, Notieren und Aktivwerden, um die uns angeborene Verbundenheit mit der natürlichen Umwelt, den Bäumen, Pflanzen, Wäldern und Tieren neu zu entdecken. Eine Verbundenheit, die immer da ist, gepflegt und gestärkt werden will.

Es ist an der Zeit, unsere wilde Seite hervorzuholen, die es uns erlaubt, uns auch außerhalb unserer eigenen vier Wände wie zu Hause zu fühlen. Mir persönlich hat das Re-Wilding, also die Rückbesinnung auf die Natur, enorm viel gegeben, und ich hoffe, dass es allen, die dieses Buch lesen, ebenso ergehen wird.

Kapitel 1

NATUR VERSTEHEN

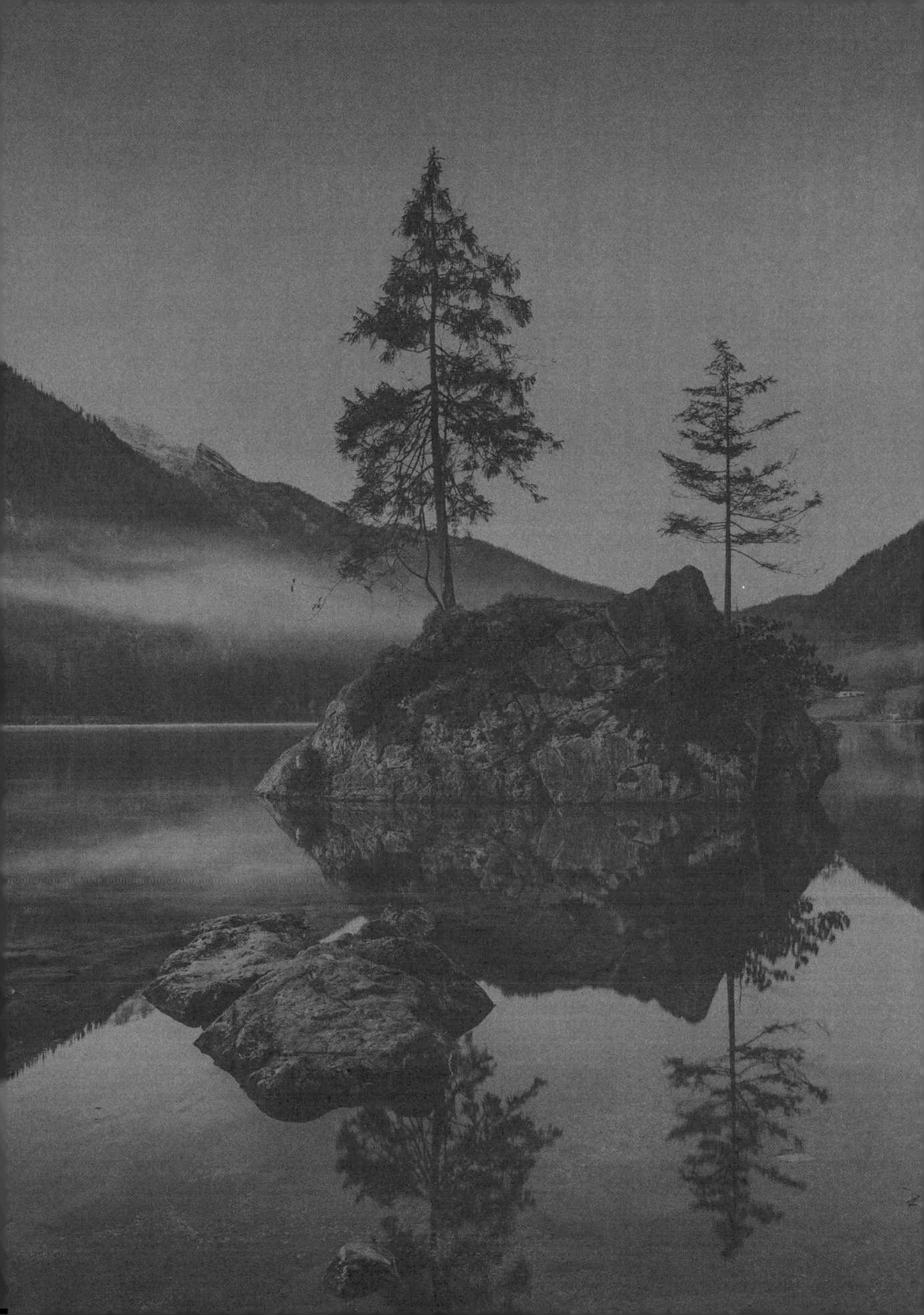

Ein Wald
im Kopf

....

Die 2016 von Professor Stephen R. Kellert von der *Yale School of Forestry & Environmental Studies* koordinierte Studie *Nature of Americans* ergab, dass Erwachsene und Kinder im Durchschnitt fünf Stunden pro Woche im Freien verbringen. Das ist ein Zehntel dessen, was vor sechzig Jahren der Fall war. Gleichzeitig beträgt die durchschnittliche Nutzung eines elektronischen Geräts mit Bildschirm – ob Smartphone, PC oder Fernseher – mehr als viereinhalb Stunden pro Tag. Diese Daten sind in allen Industrieländern der Welt ähnlich und verdeutlichen den raschen Verlust der Verbundenheit zur Natur.

Wenn wir auf die historischen und gesellschaftlichen Entwicklungen vom vergangenen Jahrhundert bis in die Gegenwart zurückblicken, lässt sich feststellen, dass wir es mit einem Phänomen zu tun haben, das vor allem die letzten beiden Generationen betrifft. Unsere Großeltern hatten eine viel engere Beziehung zur Natur. Städtische Räume waren weniger dicht besiedelt, oft lebte man auf Dörfern und Höfen, umgeben von Feldern und Wäldern. Zumindest bis in die Mitte des 20. Jahrhunderts war die Natur vor allem für Menschen auf dem Land ein wesentliches Element: Sie bot Nahrung und Heilung, gab Arbeit und diente als Spielplatz.

Heute hingegen wird das Hinausgehen, ein Spaziergang im Wald oder Park, als ein Moment der Erholung wahrgenommen, der in direkter Konkurrenz zu der Zeit steht, die wir dem Studium, dem Beruf und den alltäglichen Aufgaben widmen müssen. Jede und jeder von uns hat im Tagesverlauf immer wieder freie Zeit. Meist sind es kurze Pausen, die wir nutzen, um persönliche E-Mails zu schreiben, uns in sozialen Netzwerken herumzutreiben, ein Buch zu lesen, ein Videogame zu spielen oder eine Folge einer Fernsehserie anzusehen. Nur selten nutzen wir diese Pausen, um hinauszugehen und in die Natur einzutauchen, die uns umgibt.

Erschwerend kommt hinzu, dass die Umgebungen, in denen Menschen leben, lernen, arbeiten und spielen, seit vielen Jahren zu beinah völlig künstlichen Welten geworden sind. Gehwege, Straßen, Gebäude und als Stadtmobiliar positionierte Bäume bilden eine Umwelt, die uns heute normal vorkommt und den meisten von uns vertrauter ist als ein Nadelwald oder ein Gebirgsbach.

Denken wir an die angeleiteten Meditationen mit Waldklängen, die wir auf YouTube sehen können, oder an Bildschirmschoner, die spektakuläre Wasserfälle oder Wälder im frühmorgendlichen Sonnenlicht zeigen: Wir greifen auf diese Instrumentarien zurück, weil wir natürliche Umgebungen oft lieber durch die Nutzung von Inhalten auf unseren elektronischen Geräten betrachten und erleben, anstatt selbst, in der realen Welt, in sie einzutauchen. In ähnlicher Weise folgen unsere Kinder in der Schule naturwissenschaftlichen Lehrplänen, die es vorziehen, die Natur in trockener Theorie zu beschreiben, anstatt sie draußen »in echt« zu erleben.

Die Folge dessen ist der Verlust des Bezugs zur Realität und zum wahren Wesen unseres Planeten, seiner Körperlichkeit, seiner Rauheit, seiner schonungslosen und doch wunderbaren Authentizität.

Diese Gewohnheiten haben dazu geführt, dass uns all das, was wir als außerhalb von uns wahrnehmen, gleichgültig geworden ist, und damit auch die Natur. Daher führen Umweltkrisen — selbst wenn sie sich nur wenige Autostunden von unserem Wohnort entfernt abspielen, wie das Abschmelzen der Gletscher oder die fortschreitende Versteppung von Regionen, die vor wenigen Jahren noch florierten — immer noch nicht dazu, dass wir unser Verhalten dementsprechend ändern.

Als hilflose Zeugen erleben wir die rasche Zerrüttung des Gleichgewichts der Natur, ohne zu begreifen, wie dringlich eine Änderung unseres Lebensstils wäre, als ob es dabei nicht um unser eigenes Überleben ginge.

In letzter Zeit jedoch scheinen sich die Dinge aufgrund der globalen Gesundheitskrise, mit der wir konfrontiert sind, geändert zu haben. Die Einschränkung unserer Bewegungsfreiheit infolge der Ausbreitung des Coronavirus hat uns den Wert und die Dringlichkeit eines naturnäheren Lebens und einer tieferen Beziehung zu der uns umgebenden Realität wieder vor Augen geführt.

Dieses Buch soll uns dabei helfen, die Rolle der Natur in unserem Leben neu zu entdecken. Es ist wichtig und richtig, sich dafür Zeit zu nehmen, denn die Wahrung des Bezugs zu unserer Umwelt ist eine Grundvoraussetzung, um auch unser eigenes Leben bestmöglich zu gestalten. Die Nähe zur Natur und der Aufenthalt im Freien entspannen uns, fördern unsere sozialen Kompetenzen, stärken unser Immunsystem und schärfen unser Bewusstsein für Themen im Zusammenhang mit dem Umweltschutz und der Erhaltung der Ökosysteme. Eine neue Naturverbundenheit zu entwickeln heißt aber nicht unbedingt, wieder so zu leben wie unsere Vorfahren. Vielmehr müssen wir einen zeitgemäßen Weg finden, der es uns ermöglicht, eine aktive Rolle in den Prozessen einzunehmen, die unseren Lebensraum regeln. Gleichzeitig soll dieser Weg mit unserer kulturellen und sozialen Entwicklung vereinbar sein.

Noch haben wir die Zeit, einen Teil unserer menschlichen Natur wiederzuentdecken – unsere instinktive, kreative, einfühlsame und solidarische Seite. Beginnen wir, uns unsere Zeit zurückzuholen, unsere Fähigkeiten wiederzufinden und uns die wichtigsten Kenntnisse anzueignen, die uns dabei helfen, die Umwelt und die Bedeutung des Kontakts zu ihr neu zu entdecken. Nur so kann es gelingen, Verantwortungsgefühl für die Natur zu entwickeln.

Fangen wir an, uns zurückzubesinnnen, um unser natürliches Sein neu zu entdecken. Gute Reise!

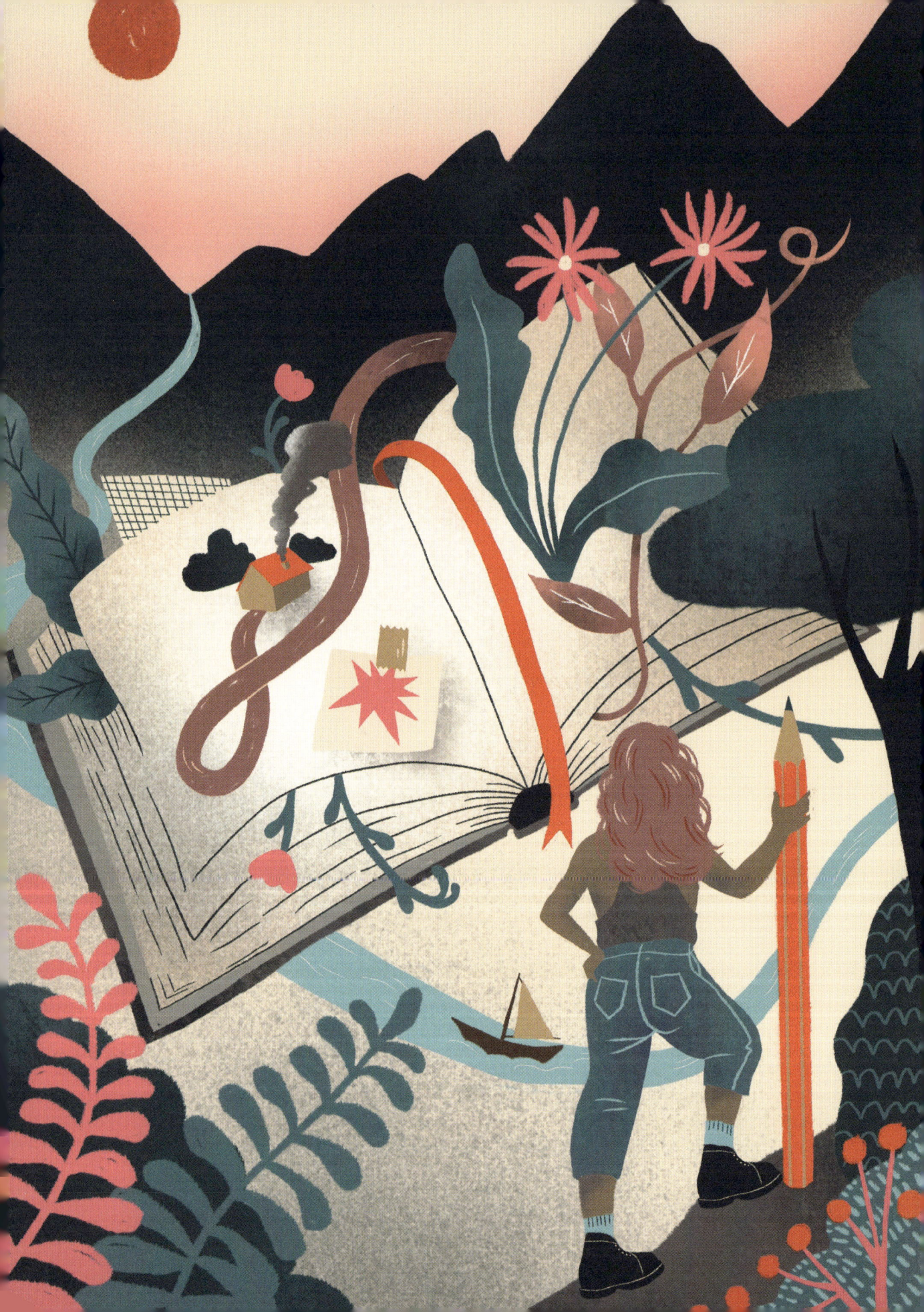

Das Reisetagebuch

Lange vor dem Aufkommen der Digitalfotografie hatten Forschende Notizbücher, Stifte, Aquarellfarben und andere Dinge im Gepäck, die ihnen dazu dienten, alles zu dokumentieren, was ihnen ins Auge fiel. Man reiste, um Neues auf dem Gebiet der Anthropologie, Archäologie oder Botanik zu entdecken, und in der Regel war man unterwegs, um selbst aktiv Forschung zu betreiben. Als es noch undenkbar war, Landschaften, Tiere, archäologische Funde, Früchte, Blüten oder Insekten zu fotografieren, auf die man bei einer Erkundung stieß, gab es nur eine Alternative: Man machte Skizzen und Notizen und klebte die Fundstücke in ein Büchlein, um bei der Rückkehr genügend Material zu haben.

Der berühmte Naturforscher Charles Darwin war 22 Jahre jung, als er von dem angesehenen Botaniker und Insektenforscher John Stevens Henslow kontaktiert wurde. Dieser schrieb ihm am 25. August 1831 einen Brief, in dem er ihn zur Teilnahme an einer Expedition um die Welt an Bord der *HMS Beagle* einlud.

»Ich erklärte, dass ich Sie für die hierfür am meisten qualifizierte Person halte, die ich kenne«, schrieb Henslow, »nicht etwa, weil Sie ein ausgebildeter Naturforscher wären, sondern, weil Sie besonderes Talent haben, alles naturgeschichtlich Festhaltenswerte zu sammeln, zu beobachten und zu bemerken.«

Während der gesamten Reise mit der *Beagle* katalogisierte Darwin Hunderte von Arten in seinen Tagebüchern, hielt deren Merkmale und Besonderheiten fest und sammelte auf diese Weise Informationen, die ihm in den darauffolgenden Jahren bei der Erarbeitung seiner Evolutionstheorie von Nutzen sein sollten.

Auf unserem Weg der Rückbesinnung auf die Natur werden wir viele interessante Dinge entdecken, die wir mit Notizen und Zeichnungen oder auch Funden, die wir unterwegs machen und einkleben, dokumentieren können. Ein für diesen Zweck geeignetes Tagebuch muss nichts Aufwendiges sein. Nimm am besten eines mit Seiten aus stärkerem Papier, das auch Aquarellfarben oder Tinte verträgt.

Beginn damit, das heutige Datum, den Beginn deiner Reise, ins Tagebuch einzutragen.

Atmen

Vom ersten Schrei bis zum letzten Atemzug: Atmen bedeutet Leben. Nichts definiert Lebewesen mehr als das Atmen. Dieser spontane, zyklische und perfekte Vorgang ist für Pflanzen, Menschen und Tiere gleichermaßen kennzeichnend.

Die sogenannte Gaia-Hypothese ist die Mitte der 1970er-Jahre von dem britischen Chemiker James Lovelock und der amerikanischen Biologin Lynn Margulis formulierte Theorie, wonach lebende Organismen auf der Erde in Wechselwirkung mit anorganischer Materie ein komplexes, synergetisches, sich selbst regulierendes System bilden, das dazu beiträgt, die Lebensbedingungen auf dem Planeten zu erhalten und zu bewahren. Die Natur nimmt die uns bekannte Gestalt an und funktioniert nur deshalb, weil sie so organisiert ist, dass sie auf Sauerstoff reagiert: Die Atmung ist sowohl die erste Reaktion als auch der Motor dieser Art von Organisation.

Alles um uns herum bewegt sich in einem kontinuierlichen Fluss von Ein- und Ausatmen. Das Zyklische an diesem Prozess ist auch ein guter Anhaltspunkt, um darüber nachzudenken, dass alles auf unserem Planeten der gleichen kreisförmigen Dynamik folgt. Die Aufmerksamkeit auf das Atmen zu lenken kann uns auf einfache Weise lehren, dass es für jede Aktion eine Reaktion gibt, für jede Geburt einen Abschied, für jeden Sonnenaufgang einen Sonnenuntergang und so weiter. Alles endet und beginnt von Neuem, vergeht und kommt wieder, was uns zu verstehen gibt, dass die Existenz selbst einem Prinzip der Kreisförmigkeit und Wiederkehr folgt.

Das Atmen gibt uns das Bewusstsein, lebendig zu sein und den Wert unserer Erfahrung auf der Erde intuitiv zu erkennen. Wir sind Teil eines umfassenden, komplexen Systems, das funktioniert, wenn alle – Menschen, Tiere, Insekten und Pflanzen – gemeinsam atmen.

Such dir einen geeigneten Platz bei dir zu Hause oder einen Ort im Freien, an dem du dich auf deine Atmung konzentrieren kannst. Schließ die Augen und fühle, wie die Luft durch die Nase in die Lunge dringt, sich dort verteilt, um dann gewärmt wieder aus deinem Körper zu strömen. Spür in dich hinein und stell dir vor, dass du gleichzeitig mit allen Lebewesen auf dem Planeten atmest. Versuch dir vorzustellen, wie die Erde selbst atmet, in einem einzigen harmonischen Ein- und Ausatmen. Öffne deine Augen und lass Dankbarkeit zu.

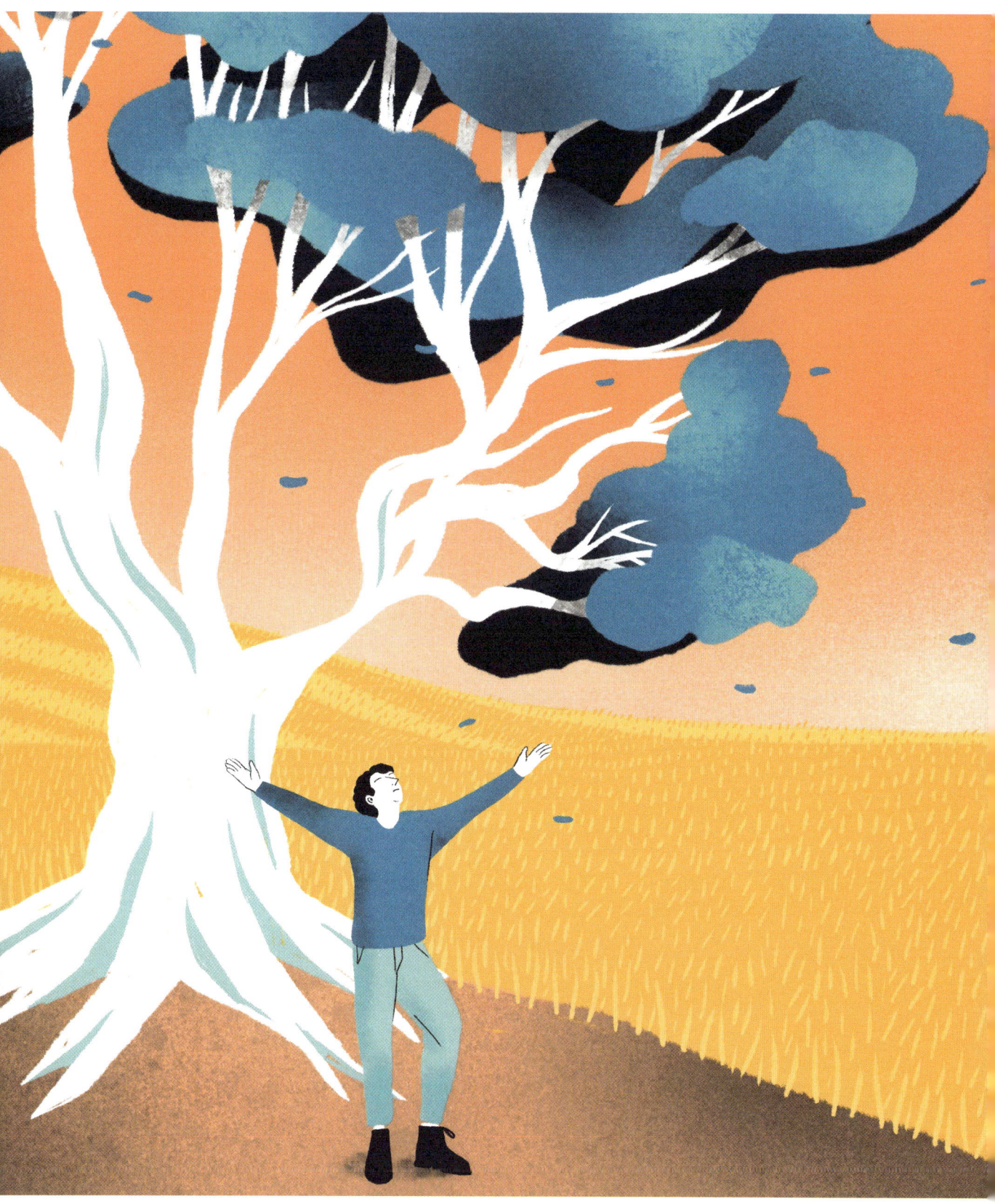

Die Welt erwacht

Alle Augenblicke taucht an einem Ort auf unserem Planeten die Sonne am Horizont auf und beendet die Nacht. Dies ist der Moment, in dem die Natur wieder erwacht, die Vögel zu singen beginnen und die Pflanzen ihre Atmung umkehren und anfangen, Sauerstoff zu produzieren. Die Stille ist noch die der Nacht und lässt uns die Welt aus einer anderen, absoluteren und feierlicheren Perspektive wahrnehmen. Morgendämmerung und Sonnenuntergang sind zwei höchst symbolische Momente für die Natur und das Leben. Der erste steht für Wiederaufleben, Erneuerung, Neuanfang. Der zweite ist die Ankunft, die Aufhebung der Zeit, das Ende eines Zyklus.

Es ist kein Geheimnis, dass diese wundervollen Momente außerhalb der Zeit eine Art Zuflucht bieten, zur Selbstreflexion anregen und ein inneres Erwachen bewirken können, das uns eins mit der Natur werden und die Mechanismen verstehen lässt, die ihren Lauf regeln. Was heute »Sungazing« genannt wird, sprich das direkte Starren in die Sonne während der Stunden mit geringer Lichtintensität, ist eine uralte Praxis, die schon den alten Ägyptern, Mayas, Azteken, Tibetern und Indianern als Methode zur Heilung des Geistes und zur Bereicherung der Seele bekannt war.

Anhand der Schatten von Bäumen und Häusern zu beobachten, wann und wo die Sonne am Horizont auftaucht, lässt uns auf eine einfache Weise verstehen, dass wir auf einem Planeten leben, der zyklischen Veränderungen unterliegt. Dies hilft uns auch dabei, mit den Rhythmen der Natur in Einklang zu kommen.

Stell deinen Wecker auf zehn Minuten vor Sonnenaufgang, such dir ein Fenster oder einen Aussichtspunkt mit Blick nach Osten, beobachte und mach dir Notizen.

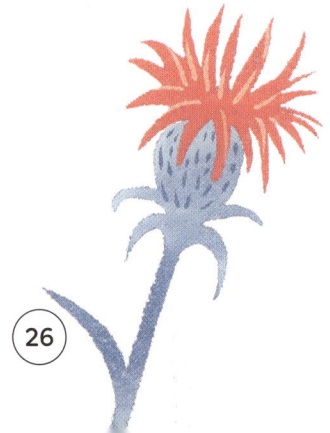

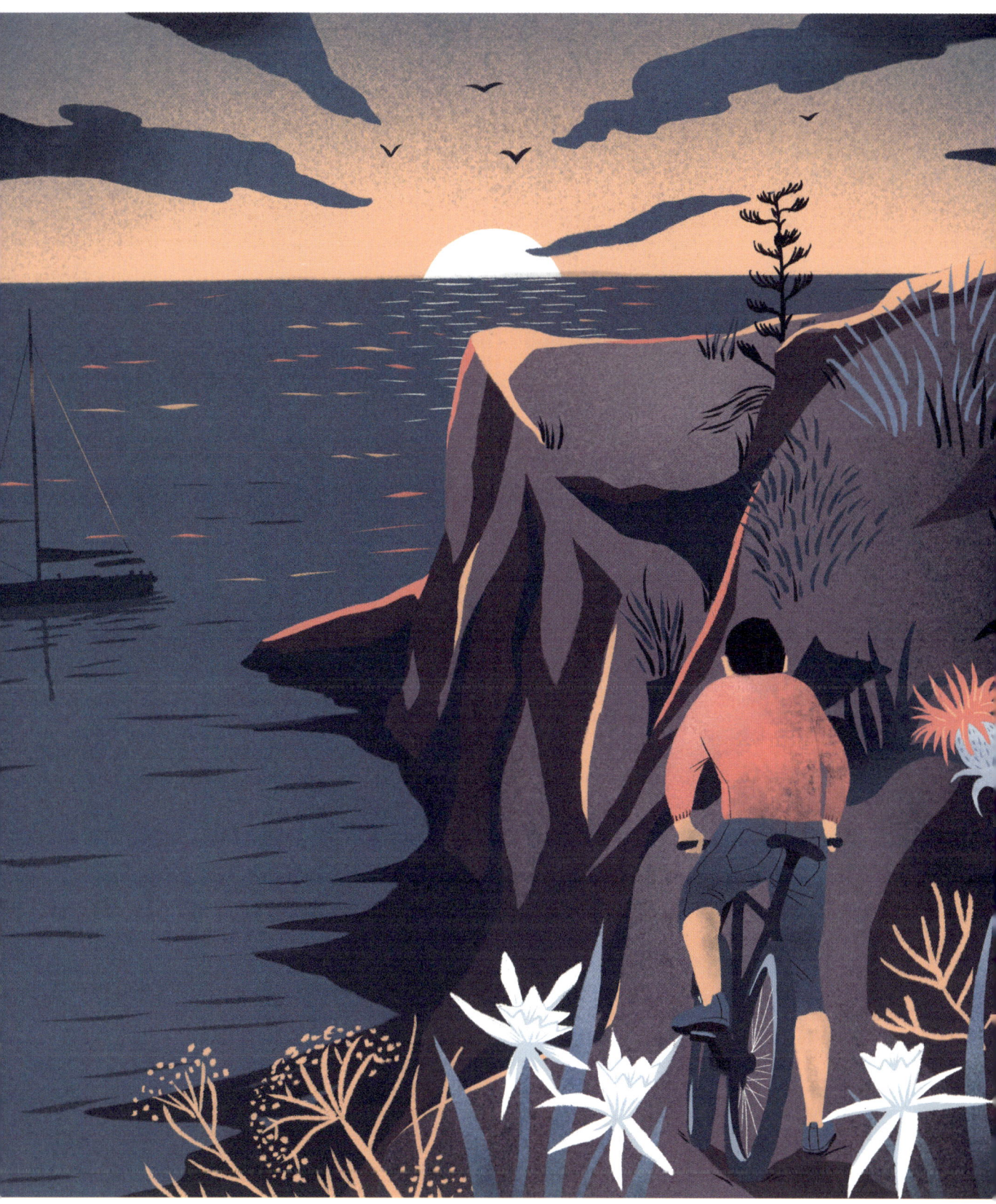

SONNENAUFGANG

Die Sonne geht im Osten auf und im Westen unter, jedoch nur während der Tagundnachtgleichen im Frühling und Herbst. Zur Wintersonnenwende geht die Sonne im Südosten auf und im Südwesten unter, während die Auf- und Untergangspunkte der Sonne zu Sommerbeginn etwa im Nordosten bzw. Nordwesten liegen.

Was wir meist einfach als Sonnenaufgang bezeichnen, ist ein Ereignis, das sich aus mehreren kürzeren Momenten zusammensetzt: Auf die Nacht folgt die *astronomische Dämmerung*, während der der Himmel nicht mehr völlig dunkel ist und die Sonne aufzusteigen beginnt, aber noch 18 Grad unter dem Horizont steht. Einige Sonnenstrahlen beleuchten bereits die höheren Schichten der Atmosphäre, weniger helle Sterne verblassen und die ersten Vögel, wie Rotschwänzchen und Drossel, beginnen zu singen.

In der nächsten Phase, der *nautischen Dämmerung*, steht die Sonne etwa zwölf Grad unter dem Horizont. Die Bezeichnung rührt daher, dass der Himmel dann heller ist als das Meer und das Land, was eine Navigation auf Sicht ermöglicht. Weitere Vögel, wie Amsel, Rotkehlchen und Zaunkönig, erwachen und stimmen in das Zwitscherkonzert ein.

Es folgt die *bürgerliche Dämmerung*, während der das natürliche Licht hell genug ist, dass Menschen für ihre Aktivitäten kein künstliches mehr benötigen. Zu dieser Zeit steht die Sonne etwa sechs Grad unter dem Horizont und lässt die *Aurora* entstehen – ein goldenes, manchmal auch rosa-, purpur- oder kupferfarbenes Licht, das kurz vor dem eigentlichen Sonnenaufgang am Himmel erscheint.

Diese Dämmerungsfarben sind auf die Brechung des Lichts in den unteren Schichten der Atmosphäre zurückzuführen. Die letzte Phase endet damit, dass die Sonne über den Horizont steigt und ein neuer Tag beginnt.

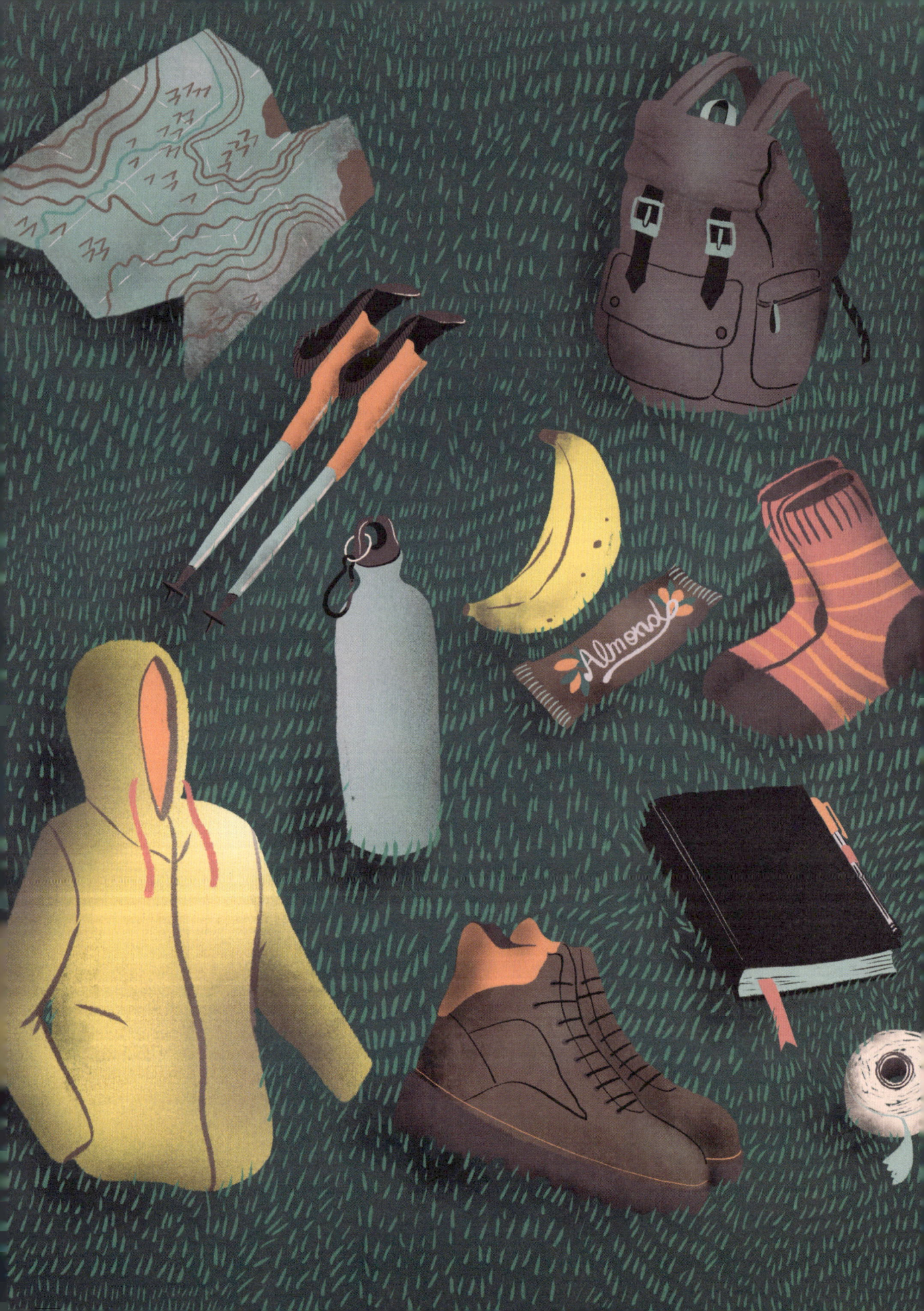

Hinaus ins Freie!

Es ist an der Zeit, dass wir uns auf unsere erste Erkundungstour begeben, die gut vorbereitet werden will – vor allem, was eine für die im Laufe des Tages zu erwartenden Temperaturen und Wetterbedingungen geeignete Kleidung betrifft. Wenn wir in eine unberührte Natur fernab der Stadt eintauchen wollen, sollten wir eine Route wählen, Karten konsultieren und uns erkundigen, ob es Schutzhütten oder Biwaks gibt, die wir im Bedarfsfall erreichen können. Und wir müssen immer jemanden über unsere Pläne in Kenntnis setzen, insbesondere dann, wenn wir beschlossen haben, die Wanderung allein zu unternehmen. Mit dem Thema Sicherheit sollten wir uns auch deshalb auseinandersetzen, weil unser Smartphone unterwegs nicht immer Empfang haben wird. Um nicht von unvorhergesehenen Ereignissen überrascht zu werden, ist es gut, wenn wir uns bei mehreren Quellen über das Wetter informieren: Im Netz gibt es dazu viele sehr gute Seiten.

Je nach Jahreszeit wird mit Feuchtigkeit, Hitze, Kälte oder Regen zu rechnen sein. Die Wahl der Kleidung und Ausrüstung hängt vor allem von der Beschaffenheit des Gebiets, das wir erkunden wollen, und den zu erwartenden Wetterbedingungen ab.

Im Hochgebirge beispielsweise kann es auch im Sommer empfindlich kalt sein, und auf Gletschern brauchen wir jedenfalls Steigeisen und Trekkingstöcke. Wer obendrein vorhat zu klettern, benötigt spezielle Ausrüstung und wird nie allein aufbrechen.

Wir müssen uns nach dem »Zwiebelprinzip« kleiden, damit wir Schichten an- und ausziehen können, wenn uns warm oder kalt ist. Eine Regenjacke dabei zu haben ist immer eine gute Idee. Was noch in den Rucksack gehört, sind Wasser und Verpflegung, am besten etwas Kalorienreiches, damit wir uns stärken können, wenn keine Einkehrmöglichkeit auf unserem Weg liegt. Nicht zu vergessen ist geeignetes Schuhwerk: am besten robuste Schuhe mit Gummisohlen, die guten Grip bieten. Schließlich sollen die Füße während der gesamten Wanderung warm und trocken bleiben.

Es geht los! Vergiss nicht dein Tagebuch, einen Stift oder Kuli zum Schreiben und Zeichnen, Klebeband für deine Fundstücke und eine Kamera, um interessante Dinge zu dokumentieren. All das ist ein wesentlicher Teil deiner Ausrüstung.

Wahrnehmen, was um uns ist

Der Natur um uns herum aufmerksam zu begegnen hat großen Einfluss auf unsere Stimmung, unser Glücksgefühl, unsere Verbundenheit zu anderen und unser Einfühlungsvermögen. Dies ist in knappen Worten das Ergebnis einer Untersuchung unter der Leitung von Holli-Anne Passmore vom Fachbereich Psychologie an der *University of British Columbia* in Okanagan, Kanada, die belegte, wie das Beobachten der Natur das Wohlbefinden von Menschen positiv beeinflussen kann, ganz gleich, ob sie in der Stadt oder in einem grüneren Umfeld leben.

An der 2016 in der Zeitschrift *The Journal of Positive Psychology* veröffentlichten Studie nahmen 395 Freiwillige teil, die für ein zweiwöchiges Experiment in zwei Gruppen aufgeteilt wurden. Die erste Gruppe wurde angewiesen, eine Reihe von Fotos von Pflanzen, Kräutern, Tieren, Bäumen und anderen natürlichen Elementen zu machen, denen sie im Alltag begegneten, und ihren jeweiligen Gefühlszustand bei diesen Beobachtungen in einem Tagebuch festzuhalten. Eine zweite Gruppe musste ihre Aufmerksamkeit auf vom Menschen geschaffene Objekte wie Gebäude, Statuen, Gehwege, Straßenlaternen usw. richten. Es stellte sich heraus, dass das Glücksniveau und Wohlbefinden der Teilnehmer:innen sowie ihr Gefühl der Verbundenheit zu anderen in jener Gruppe, die ihre Aufmerksamkeit auf die Natur richtete, deutlich höher war.

Halten wir im Tagesverlauf Ausschau nach Bäumen, die um uns herum wachsen, nach Wildpflanzen und Tieren. Beobachten wir die Wolken und ihr Dahinziehen, die Richtung des Windes und die Farbe des Himmels, wenn die Dämmerung naht. Betrachten wir Zimmerpflanzen, Sonnenstrahlen auf Oberflächen, farbliche Veränderungen des Grases im Jahreszeitenverlauf und jedes andere natürliche Element, das uns bewusst machen kann, wie lebendig unsere Welt ist. Dadurch, dass wir unsere Aufmerksamkeit in die richtige Richtung lenken, können wir ein Gefühl der Freude und Erfüllung verspüren.

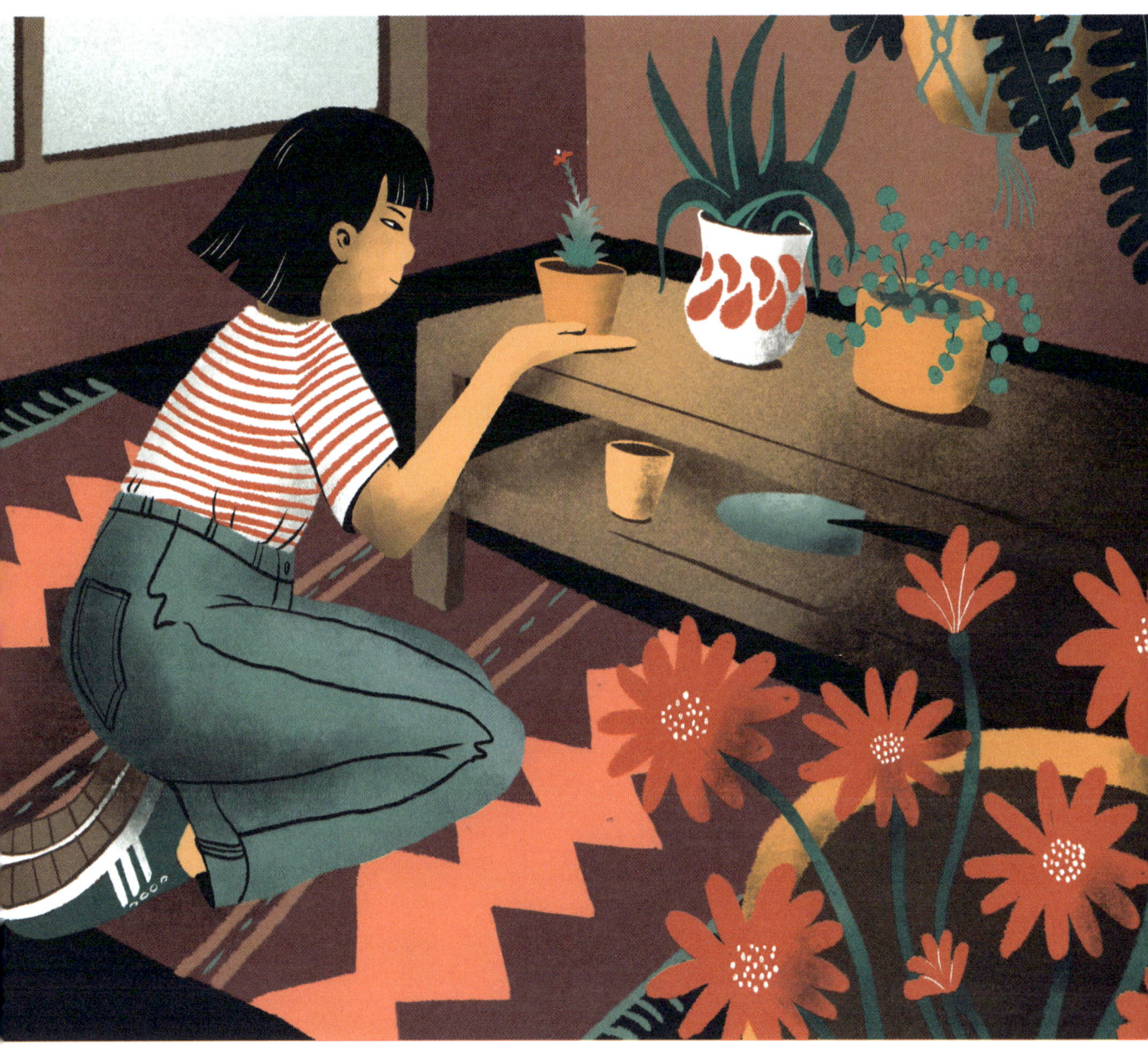

Notiere in deinem Tagebuch die Merkmale natürlicher Elemente, die im Laufe des Tages deine Aufmerksamkeit auf sich ziehen: Das kann ein Baum sein, eine Wolke, der Geruch des Windes, ein Blatt oder auch ein kleines Insekt. Fotografiere oder zeichne, was dir auf deinem Weg begegnet, versuche, die Farben, das Licht, die Geräusche und Gerüche zu beschreiben, die das, was du beobachtest, charakterisieren. Wichtig dabei ist das Innehalten, um diesen Moment der Konzentration und des Gewahrwerdens auszukosten.

Die Stimme der Natur

Das Zirpen der Grillen, das Knistern eines Lagerfeuers, das Rascheln der Blätter im Wind, das Zwitschern eines Vogels, der am Himmel fliegt, das Glucksen eines Baches … Dies sind nur einige Beispiele für Geräusche, die wir typischerweise mit dem Aufenthalt in einer unverbrauchten Umgebung verbinden und als wohltuend empfinden.

Die Auswirkungen von Naturgeräuschen auf unsere Psyche sind in einer im Wissenschaftsmagazin *Scientific Reports* veröffentlichten Studie der *Brighton and Sussex Medical School* aus dem Jahr 2017 belegt. Cassandra Gould und ihr Team ließen zusammen mit dem Künstler Mark Ware, der sich mit audiovisuellen Medien beschäftigt, eine Gruppe von Freiwilligen eine Reihe von Naturgeräuschen abwechselnd mit typischen Geräuschen einer Stadt hören. Bei allen Teilnehmenden wurde während des Experiments die Gehirnaktivität mit einem MRT-Gerät gemessen, während die Aktivität des Nervensystems anhand der sich verändernden Herzfrequenz überwacht wurde. Die Studie führte zu einer interessanten Erkenntnis: Je nachdem, welche Geräusche die Testpersonen hörten, veränderte sich die Aktivität in ihrem *Default Mode Network*, also jener Gehirnregion, die beim Nichtstun aktiv ist. Hörten die Teilnehmenden artifizielle Geräusche, zeigte ihre Gehirnaktivität an, dass sich ihre Aufmerksamkeit eher nach innen verlagerte: Ähnliches wird bei Menschen mit einer klinischen Depression, Angststörung oder posttraumatischen Belastungsstörung beobachtet.

Ganz im Gegenteil dazu richteten die Teilnehmenden beim Hören von Naturgeräuschen ihre Aufmerksamkeit nach außen und waren wachsamer und konzentrierter. Gleichzeitig fühlten sie sich aber auch entspannt, da sich das für Angriffs- oder Fluchtreaktionen in gefährlichen und stressigen Situationen zuständige sympathische Nervensystem im Ruhemodus befand. Aktiv wurde hingegen der Parasympathikus, der für Stoffwechsel, Erholung und Aufbau körpereigener Reserven verantwortlich ist.

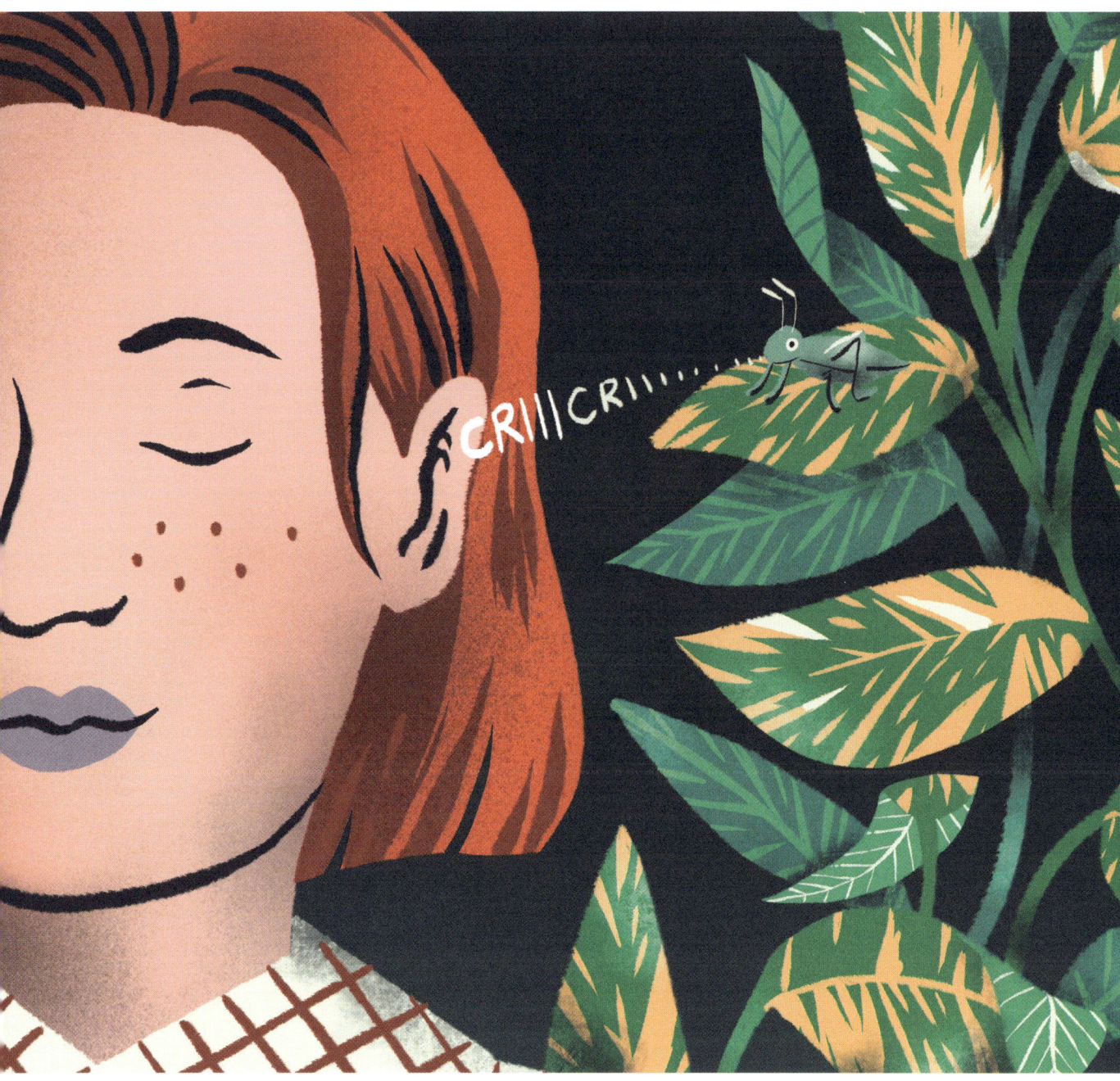

Tauch für ein paar Momente in einen Garten, einen Park oder
einen Ort im Freien mit ein bisschen Grün ein. Für diese
Übung musst du dich nicht unbedingt in einem Wald oder
inmitten unberührter Natur befinden. Halt inne und versuche,
die Geräusche zu unterscheiden, die für die jeweilige Umgebung charakteristisch sind. Schließ deine Augen und genieße
den Moment. Schreib in dein Tagebuch, welche Geräusche du
gehört hast und was du dabei empfunden hast.

Natürliche Gemeinschaften

Wenn wir durch einen Wald spazieren, begegnen wir sichtbaren Lebewesen wie Bäumen, Tieren und Insekten. Doch im Boden unter unseren Füßen gedeihen und vermehren sich auch unzählige unsichtbare Lebensformen, wie winzige Insekten, Pilzhyphen und eine immense Konstellation von Hefen, Bakterien, Viren, Schimmelpilzen und anderen Mikroorganismen.

Sich dieser Vielzahl von Lebewesen bewusst zu sein, sollte uns zum Nachdenken anregen: Denn Natur verstehen bedeutet auch, die starke gegenseitige Abhängigkeit zwischen all diesen Lebensformen und die Synergien, die sie untereinander erzeugen können, zu begreifen – oder zumindest zu erahnen.

Diese Gesamtheit von Lebensformen ist das, was wir als Biodiversität bezeichnen. Die Beziehung zwischen allen lebenden Organismen und der unbelebten Materie, das heißt zwischen biotischen und abiotischen Faktoren, bildet ein autarkes, von einem dynamischen Gleichgewicht gekennzeichnetes System – das Ökosystem.

Der Begriff Habitat schließlich definiert einen Lebensraum, dessen physische und ökologische Merkmale die Vermehrung einer bestimmten Art ermöglichen.

Ein Ökosystem kann also aus vielen Arten von Lebewesen und Habitaten bestehen. Vor dem Aufkommen des Ackerbaus sammelte der Mensch, was er zum Leben brauchte, einfach in der Natur und war daher sehr vertraut mit der Dynamik eines Habitats und den darin vorkommenden Lebensformen. Er kannte die Rolle jeder Spezies, auch seine eigene, in all den Zusammenhängen und Verbindungen, die ein beständiges Gleichgewicht sicherten.

Seitdem aber der Mensch – nicht mehr einer allmählichen Evolution folgend, sondern durch plötzliche und revolutionäre Ereignisse – an die Spitze der Nahrungskette aufgestiegen ist, hat er sich zusehends vom natürlichen Kontext seines Lebensraums distanziert. Der moderne Mensch der Gegenwart hat diesen Prozess der Abkehr von der Natur, der vor Tausenden von Jahren begann, nur noch zu Ende gebracht. Es ist daher höchste Zeit, kehrtzumachen und sich das Wissen über natürliche Habitate wieder anzueignen, die durch unseren ständigen Raubbau aus dem Gleichgewicht geraten sind.

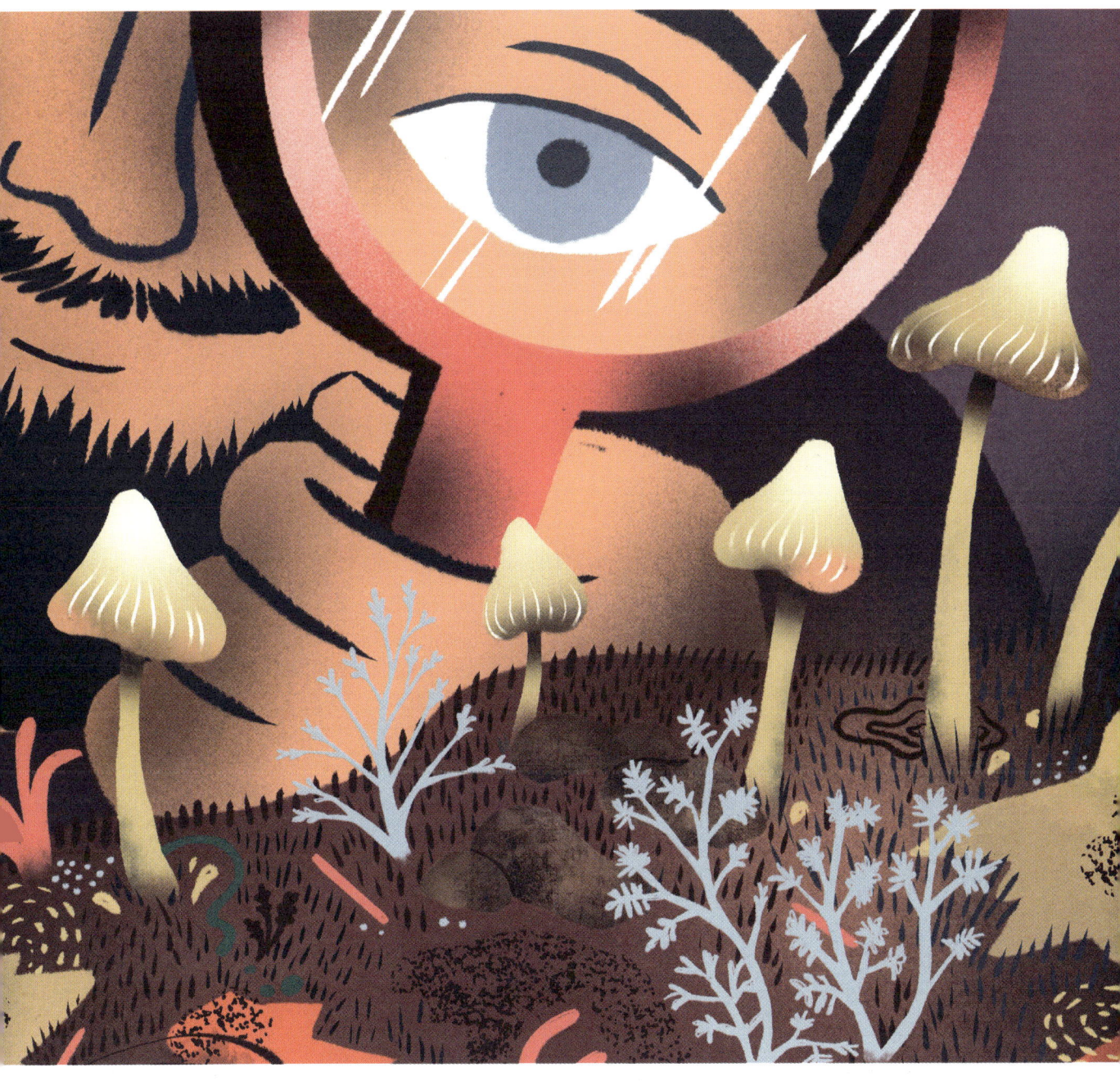

Wenn du das nächste Mal in einem Stadtpark oder in einer unberührten Umgebung bist, versuche eine Bestandsaufnahme der Bäume, Tiere und Insekten,
denen du auf deinem Weg begegnest. Nimm ein Botanikbuch zur Hand oder
lade eine App zur Bestimmung von Pflanzen und Tieren auf dein Smartphone
und erstelle in deinem Tagebuch eine Liste der Arten, die du entdeckst. Wenn
du magst, mach Fotos und Skizzen und halte deine Eindrücke schriftlich fest.
So kannst du dir jedes Mal etwas Neues einprägen.

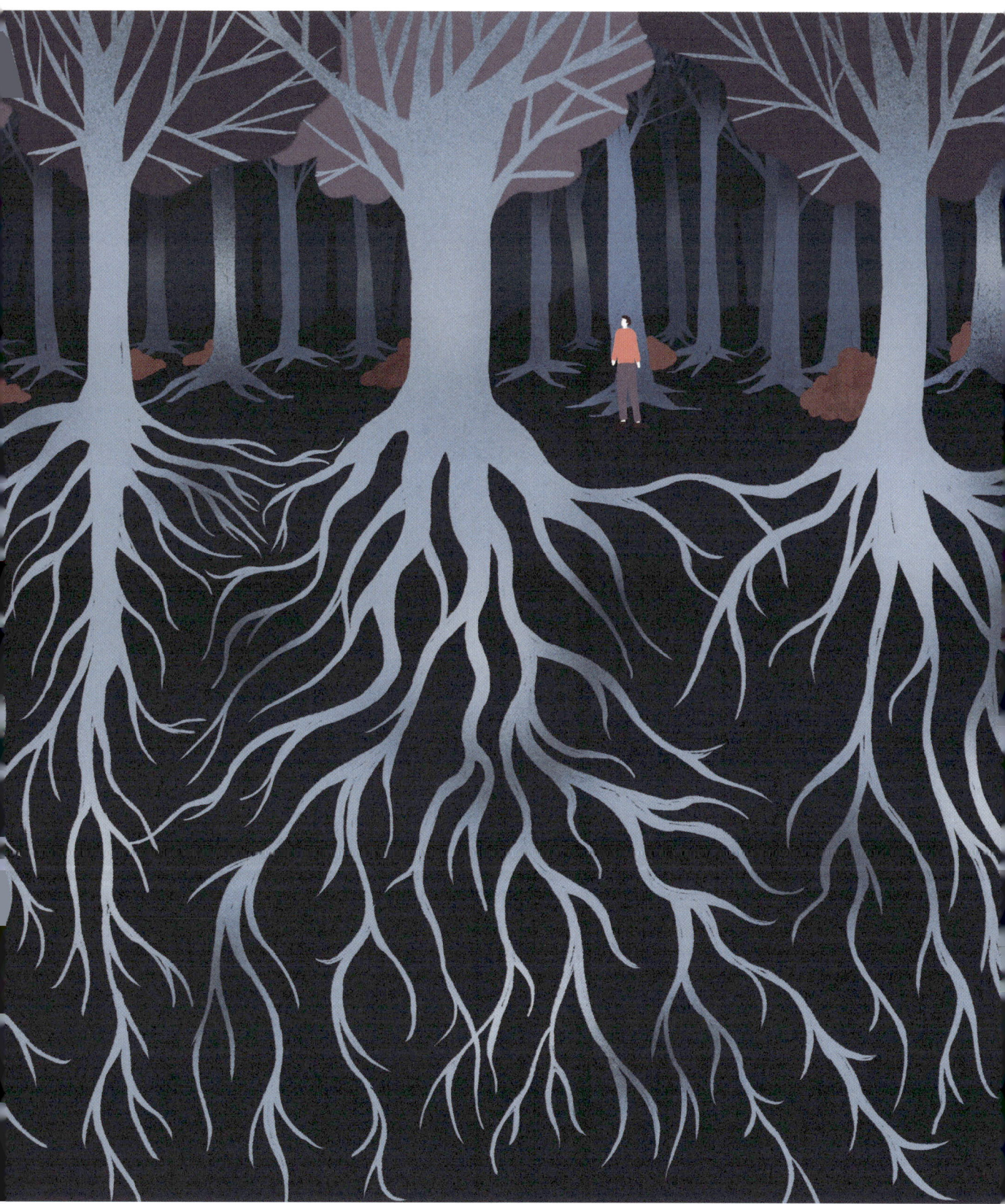

Mikrokosmen

Die Erkenntnis, dass alles in der Natur miteinander zusammenhängt und dem Gleichgewicht des Lebens dient, ist eines der Grundprinzipien, die es braucht, um im Prozess des Re-Wilding voranzukommen. Alles ist mit allem verbunden, in puncto Ursache und Wirkung ebenso wie in Bezug auf gegenseitige Abhängigkeit.

Bäume, Sträucher und Büsche zum Beispiel stehen in sehr komplexen Beziehungen zueinander, auch wenn sie eher solitär, unbeweglich und autark erscheinen. Es ist wissenschaftlich erwiesen, dass das Pflanzensystem keineswegs statisch ist, im Gegenteil: Pflanzen sind in der Lage, miteinander zu kommunizieren, Nährstoffe auszutauschen und sogar zu kämpfen. Möglich wird dies durch ein komplexes Netz von Pilzgeflechten, den sogenannten Hyphen, die in den Wurzeln und um diese herum wachsen, sich über viele Kilometer erstrecken und von den Pflanzen für verschiedenste Prozesse genutzt werden. Dieses Kommunikationsnetz ist dem Internet nicht unähnlich und wird daher auch *Wood Wide Web* genannt. Geprägt wurde dieser Begriff von Suzanne Simard, einer kanadischen Wissenschaftlerin, die symbiotische Waldnetzwerke untersucht und Professorin an der *Faculty of Forestry* der *University of British Columbia* ist.

Durch dieses »waldweite Netz« ist ein erwachsener Baum in der Lage, junge Bäume der gleichen Art, die um ihn herum wachsen, mit Nahrung zu versorgen – wie eine Mutter, die ihre Jungen säugt. Und wenn ein Baum stirbt, kann er seine restlichen Ressourcen an Nachbarbäume weitergeben. Wird eine Pflanze von einem Schädling angegriffen, kann sie dies ihren Nachbarn mitteilen, indem sie chemische Signale schickt, die weitergetragen werden, damit andere Pflanzen eine Verteidigung organisieren können. Auch das *Wood Wide Web* hat seine dunkle Seite, die für weniger friedliche Zwecke genutzt werden kann. Eine Pflanze ist tatsächlich in der Lage, ihren Konkurrenten Ressourcen und Nährstoffe zu entziehen oder aber auch giftige oder herbizidartige Stoffe in das Netzwerk einzubringen, um ein von mehreren Arten beanspruchtes Gebiet für sich zu erobern.

Geh in den Wald und spaziere zwischen den Bäumen herum. Versuche, dir das unterirdische Netz von Mikrofilamenten, das Pflanzen miteinander verbindet, bildlich vorzustellen. Stell dir den Wald selbst als einen einzigen komplexen Organismus vor und nicht als eine Ansammlung isolierter, nicht untereinander kommunizierender Pflanzen.

Der Duft der Natur

Warum sind eigentlich viele Kosmetika mit Duftstoffen angereichert, die den Geruch von Blumen, Bäumen und anderen Pflanzen imitieren? Aus demselben Grund, aus dem wir uns bei einem Waldspaziergang wohlfühlen, entspannt und der Natur nahe sind. Es ist der engen Verbindung zwischen natürlichen Düften und einer Wohlfühlreaktion unseres Gehirns zu verdanken, dass wir bestimmte Emotionen erleben.

Neuesten Studien zufolge hat das, was wir als Waldgeruch bezeichnen, eine starke regenerierende, ausgleichende und heilende Kraft, weil die Luft eine hohe Konzentration von Monoterpenen enthält. Diese Aromastoffe organischen Ursprungs werden von Pflanzen, Pilzen, Bakterien und sogar einigen Insekten produziert und sind zusammen mit den ätherischen Ölen aus den holzigen Teilen größerer Pflanzen für den Duft verantwortlich, den wir im Wald wahrnehmen. Die Aufnahme von Monoterpenen über die Haut und die Schleimhäute wirkt sich positiv auf Körper und Geist aus. Ein Spaziergang durch Buchen- und Birkenwälder oder unter mächtigen Eichen und Bäumen mit großen Blättern, die diese Stoffe besonders gut an die Luft abgeben, verstärkt die positive Wirkung auf unsere Gesundheit und Stimmung.

Häufige Aufenthalte in solchen Wäldern, das Praktizieren von Waldbaden bzw. *shinrin yoku*, wie es der japanische Landwirtschaftsminister Tomohide Akiyama in den 1980er-Jahren nannte, kann für die Verbesserung verschiedener Aspekte unseres Lebens von Bedeutung sein.

Geh in den Wald, wandere zwischen den Bäumen umher und versuche, verschiedene Arten von Laub- und Nadelbäumen zu identifizieren. Atme langsam und tief. Konzentriere dich auf die Düfte, die du wahrnimmst, und spüre die Wirkung, die sie auf deinen Körper und Geist haben. Notiere in deinem Tagebuch die Wege, die du zurückgelegt hast, und was du dabei gefühlt hast. So kannst du dein persönliches Archiv von Waldbadewegen anlegen.

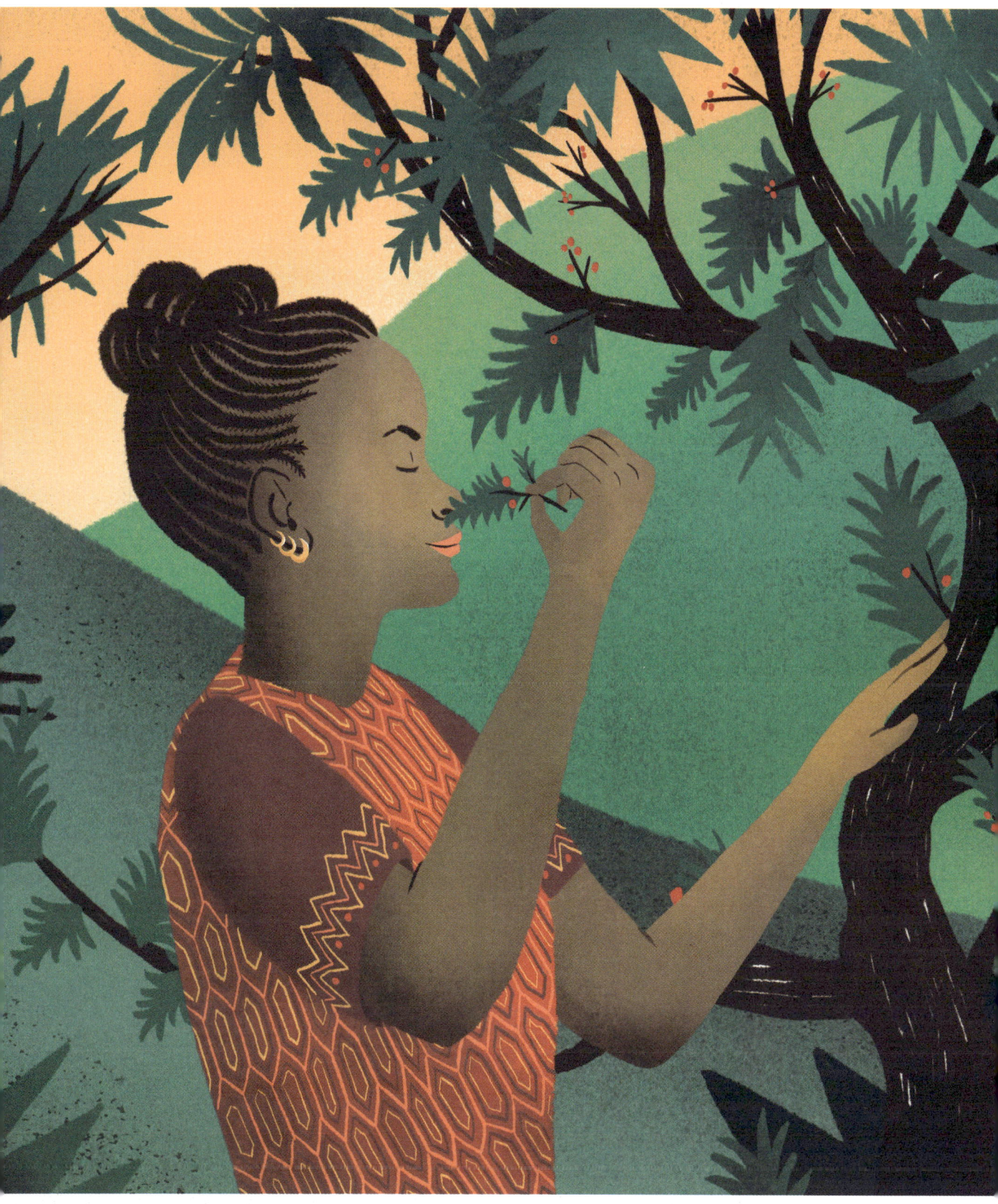

WALDBADEN

Das Prinzip des japanischen *shinrin yoku*, auf Englisch *forest bathing* oder eben Waldbaden, beruht auf der Beobachtung, dass ein Aufenthalt im Wald erstaunliche gesundheitliche Vorteile zu bringen scheint. In einer Reihe von Studien, die 2007 im *International Journal of Immunopathology and Pharmacology* erschienen, fand ein Team japanischer Forschender heraus, dass ein mehrstündiger Aufenthalt in Wäldern, Parks und anderen Orten mit vielen Bäumen das Immunsystem stärkt. Zu den wissenschaftlich gemessenen positiven Effekten gehören niedrigere Konzentrationen des Hormons Cortisol, das bei Stress, Wut oder Angst produziert wird, sowie eine geringere Herzfrequenz und ein niedrigerer Blutdruck, was bei vielen körperlichen und psychischen Beschwerden Linderung bewirkt. Das Waldbaden ist mittlerweile sehr populär und wird überall auf der Welt praktiziert.

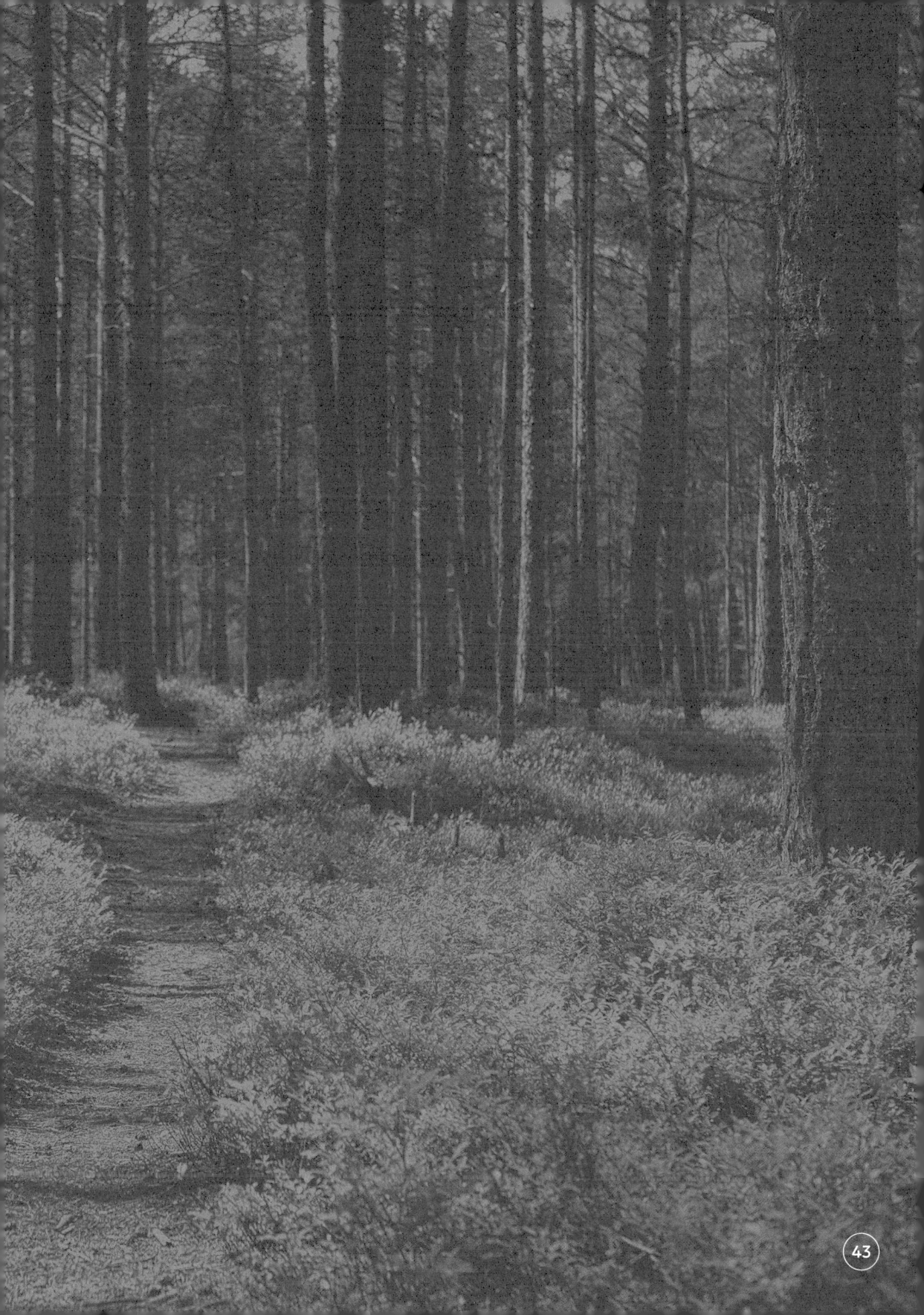

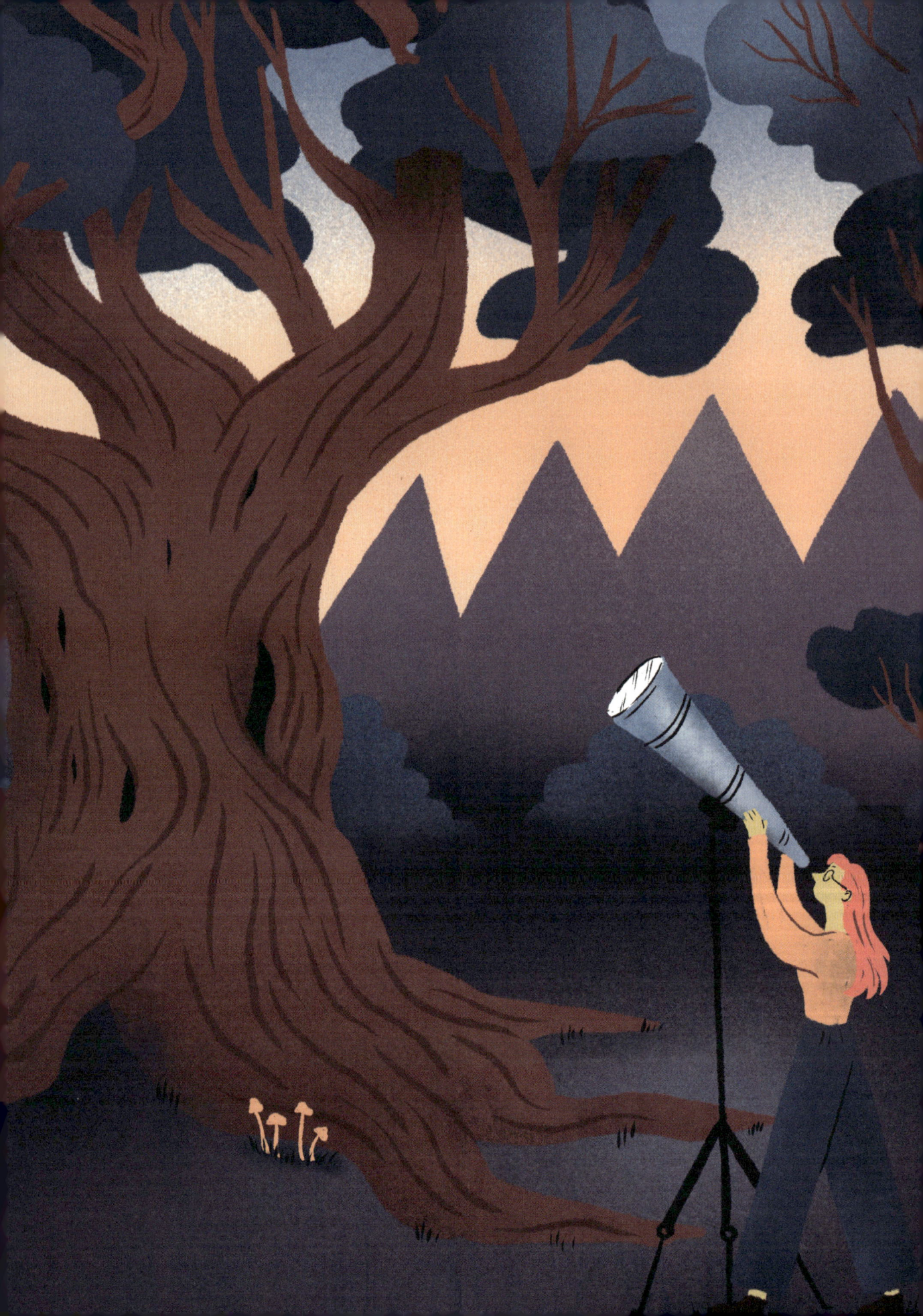

Grüne Riesen

Wenn wir in einem Wald spazieren gehen, fühlt es sich manchmal so an, als würden wir an einen behaglichen Ort voller Erinnerungen zurückkehren. Aber wenn wir uns wirklich heimisch fühlen und eine innige Verbindung zu dieser Umgebung aufbauen wollen, müssen wir mehr über die dort wachsenden Bäume wissen, ihre Namen und Merkmale kennen. Ich benutze *Plantnet*, eine App, die mir die wissenschaftlichen Namen und andere Details zu jeder Art angibt, die ich fotografiere. Dennoch wird es immer das genaue Beobachten sein, das uns die Möglichkeit gibt, zu lernen und uns etwas einzuprägen.

Wenn wir vor einem uns unbekannten Baum stehen, konzentrieren wir uns zunächst auf die Blätter, ihre Form, Farbe, Kontur und wie sie mit den Zweigen verbunden sind. Dazu nehmen wir ein Blatt samt Stiel, geben es in unser Tagebuch und versuchen, es mit einfachen Worten zu beschreiben. Als Nächstes sehen wir uns die Rinde an, die verschiedene Farben und Formen haben kann. Die Rinde eines Baumes ist so etwas wie sein Fingerabdruck und bietet uns oft die Möglichkeit, seine Geschichte anhand von Narben oder anderen Spuren zumindest teilweise zu ergründen. Wir legen ein Blatt Papier aus dem Tagebuch auf die Rinde und reiben mit trockener Erde, einem Wachsmalstift, farbiger Kreide oder was auch immer darüber, um einen Abdruck zu erhalten. Dann gehen wir ein paar Schritte zurück, betrachten den Baum als Ganzes und versuchen, seine Umrisse in unserem Tagebuch zu skizzieren. Jede Art hat ihre ganz eigene Form, die ihre Identität definiert. Denke zum Beispiel an eine Fichte oder eine Zypresse: Vielleicht hast du schon als Kind gelernt, einige Bäume an ihrer Form zu erkennen. Wir versuchen auch, die Art der Samen, Früchte, Knospen oder Blüten zu bestimmen, die der Baum hervorbringt. Diese sehr wichtigen Details gilt es zeichnerisch festzuhalten, um eine komplette Beschreibung des Baumes, den wir betrachten, zu erstellen.

Wann immer du einen Baum siehst, der dir ins Auge fällt, beschreibe ihn ausführlich und genau in deinem Tagebuch. Mit der Zeit wirst du viele Arten sammeln und so dein Wissen über die grünen Riesen, die um uns herum wachsen, erweitern.

BÄUME UND JAHRESZEITEN

Bäume sind jene natürlichen Elemente, die mehr als alle anderen vom Lauf der Jahreszeiten zeugen. Im Winter trotzen sie der Kälte und jeder Witterung und führen uns vor Augen, was Resilienz bedeutet. Am Ende der Ruhephase, wenn es wieder wärmer wird und die Tage länger werden, gewinnen Zweige und Blätter neue Kraft und bilden Knospen, aus denen dann im Frühling Blüten treiben. Auf die Pracht der Blüten folgt das Reifwerden der Früchte, die Tieren und Menschen Nahrung bieten. Die Früchte enthalten Samen, die zu neuem Leben führen, das zur günstigsten Zeit des Jahres erwacht. Nach dem sommerlichen Feuerwerk der Farben und Düfte steht dem Baum der Herbst bevor: Sein Laub verändert die Farbe, er wirft die Blätter ab und leitet den Saft in den Stamm zurück, um niedrigeren Temperaturen zu widerstehen. So bereitet er sich bestmöglich auf den Winter und auf ein neues Erwachen vor.

Kapitel 2

NATUR SPÜREN

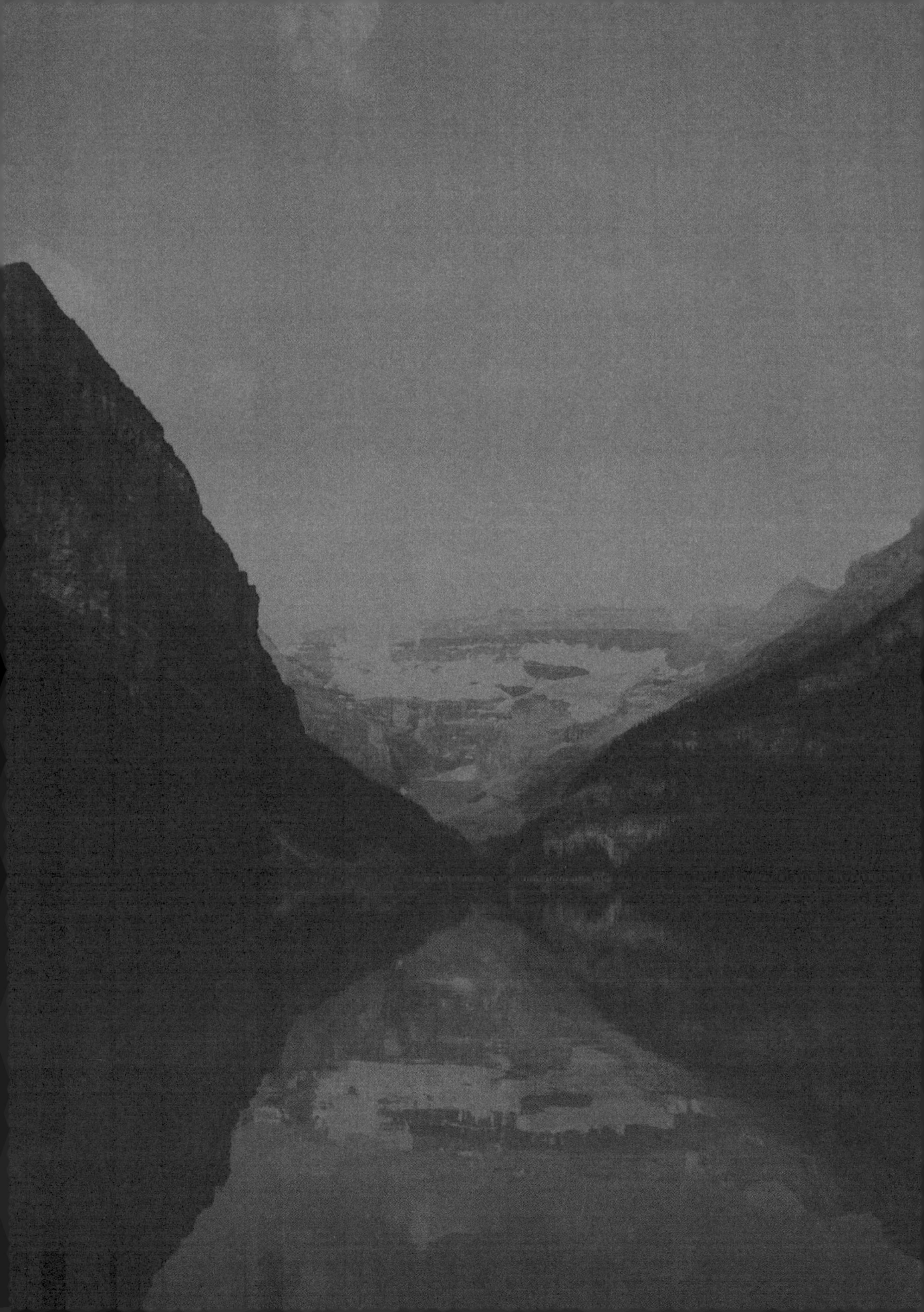

Das Recht auf Natur

....

Seit die Sowjetunion 1957 den Sputnik, den ersten von Menschen geschaffenen Satelliten, in die Erdumlaufbahn brachte, wurden Jahr für Jahr immer mehr künstliche Objekte ins All geschickt, die unseren Interessen dienen: Telekommunikation, Wissenschaft und Forschung, militärische Verteidigung. Ab 2010 erhöhte sich das Tempo rasant: Im Jahr 2021 waren es 146 Satellitenstarts, womit der Rekord von 1967 um 136 übertroffen wurde.

Allein das Raumfahrtunternehmen *SpaceX* brachte 51 Starlink-Satelliten in die Umlaufbahn und trug damit zu einer noch dichteren Wolke elektronischer Apparaturen bei, die über unseren Köpfen dahinrasen. In ein paar Jahren wird daraus dann Weltraumschrott, der auf unseren Planeten fallen könnte. Es liegt auf der Hand, dass selbst ein so extremer Raum wie die Erdumlaufbahn Gefahr läuft, mit Hightech-Zeug vermüllt zu werden. Was einmal mehr zeigt, dass die Eroberung eines natürlichen Raumes für den Menschen bedeutet, ihn bis zur Zerstörung auszubeuten.

Unsere Spezies hat diese Einstellung auch zu dem, was sie zum Überleben oder für ihr Wohlbefinden braucht. Und so kommt es, dass die Industrie ganze Lebensräume zerstört, Wälder und Ozeane mit eingeschlossen, sodass die Umweltauswirkungen von Produktion und Vertrieb, wie wir sie bisher kannten, nicht mehr tragbar sind.

Diese Art und Weise, die Natur als einen Pool unerschöpflicher Reserven zu betrachten, die zu der Erfüllung menschlicher Bedürfnisse missbraucht werden, ist eine traurige Bestätigung dafür, dass der wissenschaftliche und kulturelle Fortschritt des Menschen umgekehrt proportional zu seiner Fähigkeit zu sein scheint, sich als Teil der Natur zu fühlen. Denn wenn dem nicht so wäre, stünde das Konzept der Evolution in enger Verbindung mit dem des Umweltschutzes, der Erhaltung von Pflanzen, Tieren, Boden und Luftqualität.

Rein theoretisch wurde die Verbindung zwischen Menschenrechten und Umweltschutz im Jahr 1972 mit der *Erklärung der Vereinten Nationen über die Umwelt des Menschen* auf der Stockholmer Konferenz festgeschrieben.

In Artikel 1 der Erklärung heißt es: »Der Mensch hat ein Grundrecht auf Freiheit, Gleichheit und angemessene Lebensbedingungen in einer Umwelt, die so beschaffen ist, dass sie ein Leben in Würde und Wohlergehen ermöglicht, und hat die feierliche Pflicht, die Umwelt für gegenwärtige und künftige Generationen zu schützen und zu verbessern.« Die Bedeutung dieser Anerkennung liegt in der Möglichkeit, im Schutz der Menschenrechte eine Umweltkomponente zu identifizieren, die somit Teil der bestehenden Verpflichtungen der Staaten zur Achtung, zum Schutz und zur Verwirklichung aller dieser Rechte wird.

Wenn es dem Menschen also gelungen ist, sein Recht auf den Schutz der Umwelt für künftige Generationen zu definieren, warum lässt er nicht davon ab, den Planeten und den ihn umgebenden Raum zu zerstören? Dieses widersprüchliche Verhalten lässt die Vermutung aufkommen, dass es zwei Kategorien von Menschen gibt: diejenigen, die verstanden haben, wie wichtig es ist, in einer intakten und gesunden Umwelt zu leben, und diejenigen, die aus reinem Selbstzweck die Natur dem Profit, der wissenschaftlichen Forschung oder der Überwindung menschlicher und technologischer Grenzen unterordnen.

Um zu denjenigen zu gehören, denen unser Planet und der Umwelt-schutz am Herzen liegen, würde es schon reichen, sich näher mit der Natur, der Tierwelt und der Geologie zu befassen und Wertschätzung dafür zu entwickeln. Ein kleiner, aber wichtiger Schritt könnte darin bestehen, einfach mehr Draußenzeit in der realen Welt zu verbringen, anstatt sich in bedauernswerter Absicht von der Welt um uns herum abzuschotten.

Die Reise zur Rückbesinnung auf die Natur geht weiter.

Dankbarkeit kultivieren

Um die Natur wirklich zu respektieren und zu lieben, gilt es, Empathie für sie zu entwickeln. Empathie ist die Fähigkeit, sich in andere hineinzuversetzen, ihre Denk- und Verhaltensweisen zu verstehen. Die Natur aber ist ein komplexes Gebilde, das aus anorganischer Materie und Milliarden von voneinander abhängigen Lebensformen besteht: Flora, Fauna, Bakterien, Pilze, Viren, einfach alles, was lebt. Wir müssen daher Empathie als ein weiter gefasstes Konzept verstehen, nämlich als die Fähigkeit, Gefühle als Reaktion auf das Bewusstsein für die Erscheinungsformen wahrzunehmen und zu erleben, die das Zusammenspiel alles Organischen und Anorganischen in der Natur bestimmen.

Zu lernen, diese Emotionen zu erkennen und zuzulassen, ist von grundlegender Bedeutung für unser inneres Wachsen und den Aufbau einer authentischen Beziehung zur Natur, auch wenn diese Dimensionen nicht unbedingt immer positiv und mit »guten« Ereignissen verbunden sind. Zur Natur gehören auch Erscheinungsformen, die wir als ungerecht oder »böse« empfinden, wie zum Beispiel Erdbeben, Tornados oder Viren. Die Natur aber ist neutral, sie ist weder für noch gegen den Menschen: Wir sind nur ein Teil von ihr und gewiss nicht das zentrale Element ihrer Existenz, auch wenn wir gern andersherum denken.

Empathie zur Natur bedeutet daher, ihre Schönheit ebenso zu akzeptieren wie ihre raue Kraft, aber auch Freude oder Angst zu empfinden, wenn man an einem ursprünglichen Ort weilt. Empathie heißt, die Erfahrung des Lebens, aber auch die des Todes zu akzeptieren.

Wie lässt sich Empathie kultivieren? Empathie steht in kausalem Zusammenhang mit Dankbarkeit, sprich der Geisteshaltung, die uns hilft, dem täglichen Leben Positives abzugewinnen. Es geht nicht nur um die Fähigkeit, denen zu danken, die uns helfen, sondern um eine Grundeinstellung, die auf der Empathie gegenüber anderen und auf Selbsterkenntnis beruht.

Diese Fähigkeit können wir nur erlangen, wenn wir unser Ego zurücknehmen und bereit sind, unserem Nächsten zuzuhören und ihn wahrzunehmen, sei es ein Mensch, ein Tier oder eine Pflanze. Das Gefühl, Teil eines Ganzen sein, ist der wichtigste Schritt, um Dankbarkeit zu entwickeln und unsere Rolle auf diesem Planeten einzunehmen — in einer Gemeinschaft mit allen Arten, die ihn mit uns bewohnen.

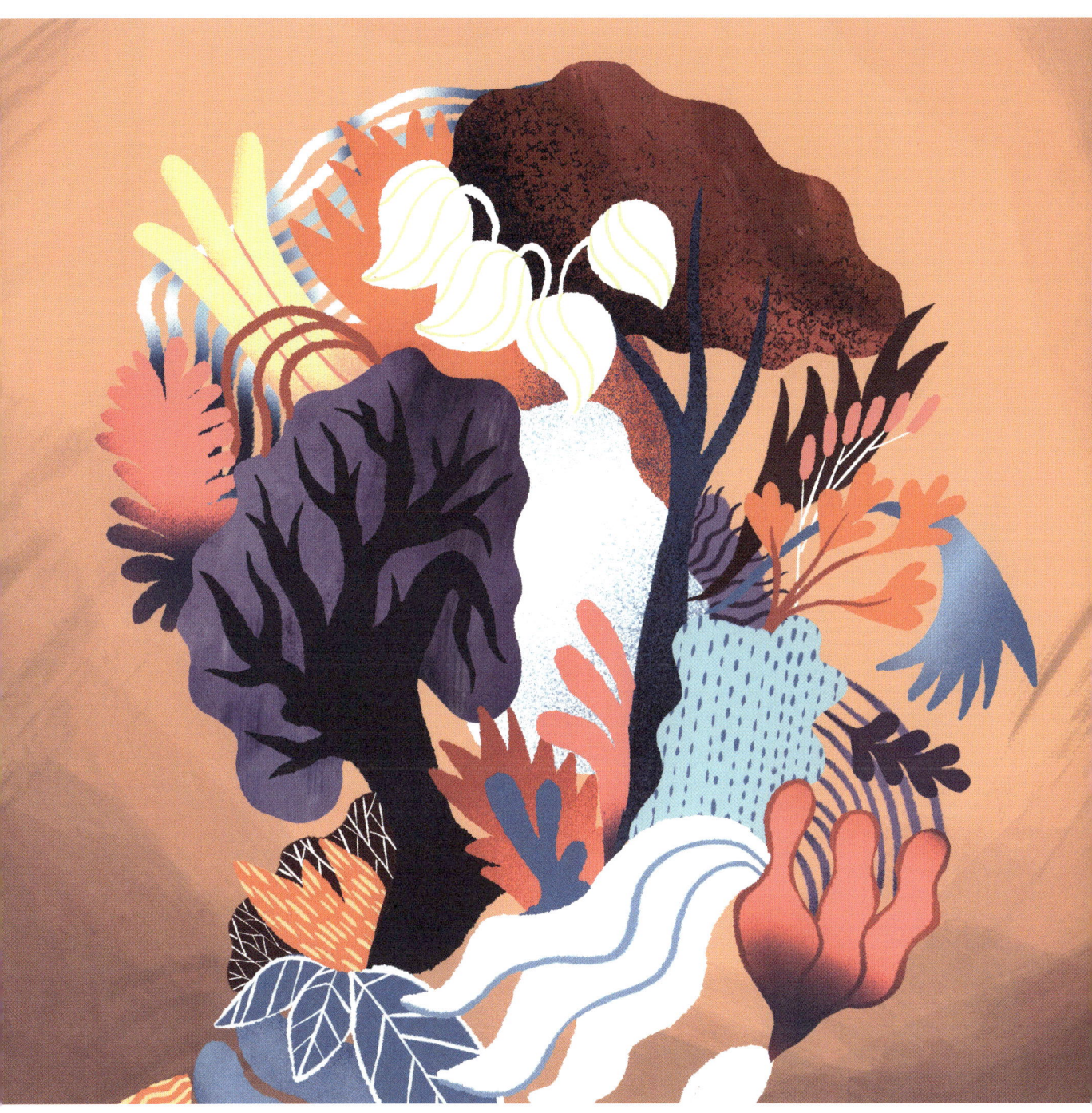

Versuche, dir dein Leben als etwas vorzustellen, das im Einklang mit allem anderen Leben auf dem Planeten und im Universum geschieht. Empfinde Dankbarkeit dafür, dass du das
Sein erlebst und Teil eines komplexen, eng verzahnten und
unendlichen Systems namens Natur bist.

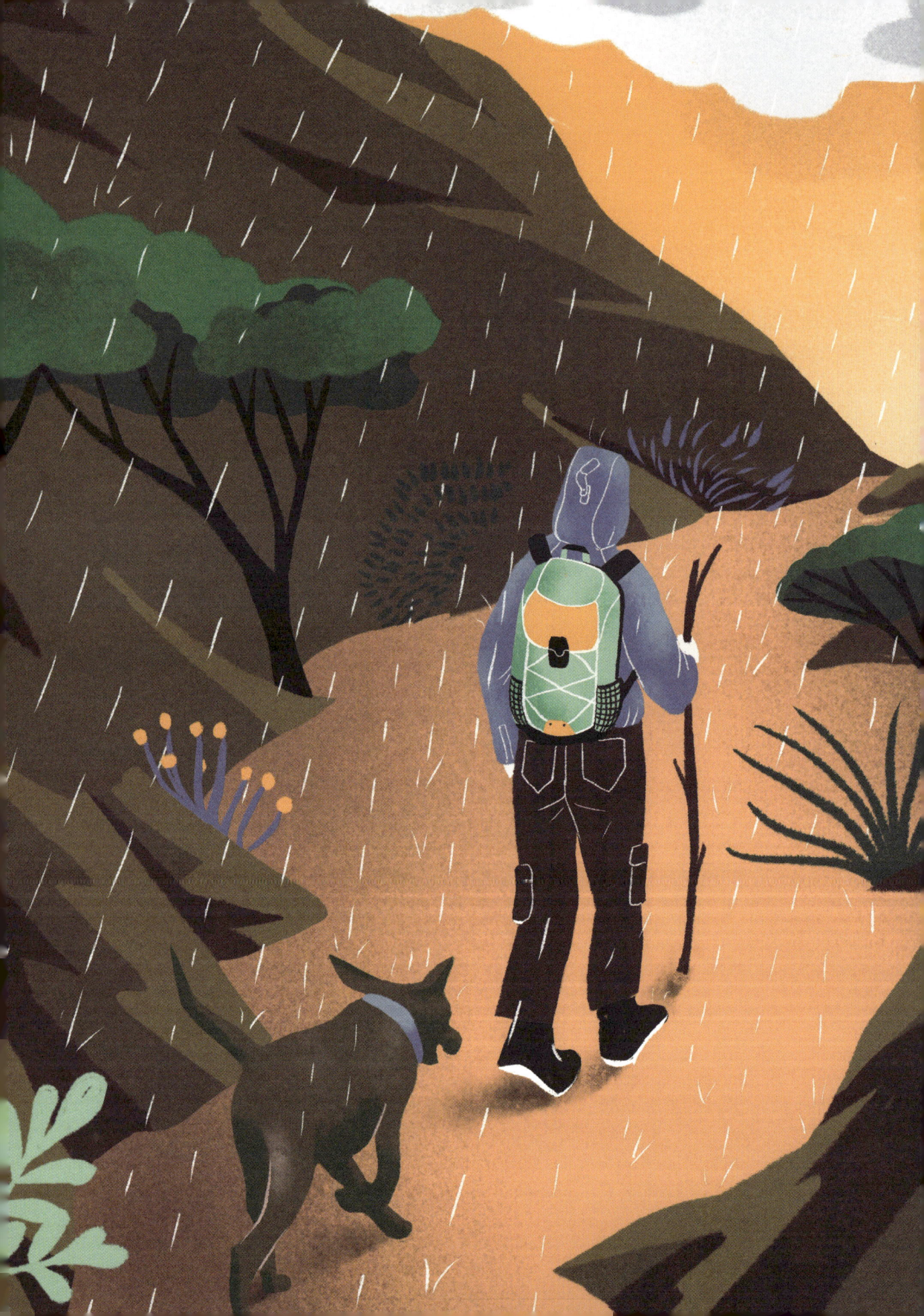

Raus in den Regen

Regen spielt eine Schlüsselrolle im Wasserkreislauf. Wasser, das durch Wärmeeinwirkung aus den Ozeanen verdunstet, kondensiert zu Wolken und kommt in Form von Niederschlag auf die Erde zurück. Über Bäche, Seen, Flüsse und Grundwasser gelangt es dann wieder in die Ozeane, wo der Kreislauf von vorn beginnt. Auf diese Weise wird es für die Biosphäre verfügbar, ermöglicht die Entwicklung von Flora und Fauna und ist damit für die Bewohnbarkeit unseres Planeten unerlässlich.

Wenn plötzlich Regen herunterprasselt, muss man nicht immer gleich zum nächstgelegenen Unterstand rennen. Es geht auch anders: Man kann stehen bleiben, zum Himmel blicken und dieses so alltägliche, aber stets faszinierende Naturphänomen auf sich wirken lassen.

In manchen Kulturen, die scheinbar weniger vom Wetter konditioniert sind, ist es völlig normal, im Regen durch die Gegend zu laufen. In Norwegen gibt es ein Sprichwort: »*Det finnes ikke dårlig vær, bare dårlige klær*«, was so viel heißt wie »Es gibt kein schlechtes Wetter, nur schlechte Kleidung«. In wasserdichten Klamotten, die trocken und warm halten, lassen sich die Vorzüge eines Spaziergangs im strömenden Regen ohne negative Folgen für die eigene Gesundheit genießen.

Vielleicht fragst du dich: Welche Vorteile sollen das sein? Es gibt derer sehr viele. Allein oder zusammen mit ein paar Gleichgesinnten Momente der Ruhe und Gelassenheit zu erleben, durchaus auch mal einfach in einem Park in der Stadt, ist etwas unschätzbar Wertvolles. Die Luftqualität verbessert sich, weil Regentropfen Hunderte von Schadstoffpartikeln wie Ruß, Sulfate und Bakterien aufnehmen können, bevor sie auf den Boden fallen. Wenn der Regen den Boden benetzt, wird der »Duft des Regens« freigesetzt, der eine zutiefst beruhigende Wirkung auf uns hat. Außerdem üben wir uns mit regelmäßigen Spaziergängen im Regen darin, auf Kontrolle und Perfektion zu verzichten, was uns zuversichtlicher und mutiger macht.

Wenn es regnet, lass Auto und Regenschirm stehen. Zieh dir wasserdichte Sachen an, geh raus, genieß den Regen und lass deine Gedanken schweifen!

REGEN

In der Fachsprache der Meteorologie wird die Niederschlagsmenge in Millimetern (mm) gemessen, wobei 1 mm Regen einem Liter Wasser entspricht, der auf eine Fläche von einem Quadratmeter fällt. Die Menge an Regen, die jährlich in den verschiedenen Gebieten der Erde fällt, bestimmt zusammen mit der Temperatur das jeweilige Klima. Eine schwerwiegende Folge des Klimawandels ist die zunehmende Intensität der Regenfälle in zumeist sehr kurzer Zeit. Für diese Art von Starkregenereignissen, die wir gemeinhin als Wolkenbrüche bezeichnen, gibt es auch den Begriff *Cloudburst*.

Normalerweise erreicht ein Teil des Regens, der aus den Wolken fällt, nicht die Erdoberfläche, sondern verdunstet in der Luft, insbesondere dann, wenn er durch warme oder trockene Luftschichten fällt. Kleinere Regentropfen sind fast kugelförmig, größere (mit etwa 2 bis 5 mm Durchmesser) eher abgeflacht, laibförmig, während ganz große kugelschalenförmig sind bzw. eine fallschirmartige Form haben, durch die sich die Fallgeschwindigkeit reduziert. Im Durchschnitt haben Regentropfen einen Durchmesser von 1 bis 2 mm. Die größten – mit mehr als 1 cm Durchmesser – wurden in Brasilien und 2004 auf den Marshallinseln gemessen.

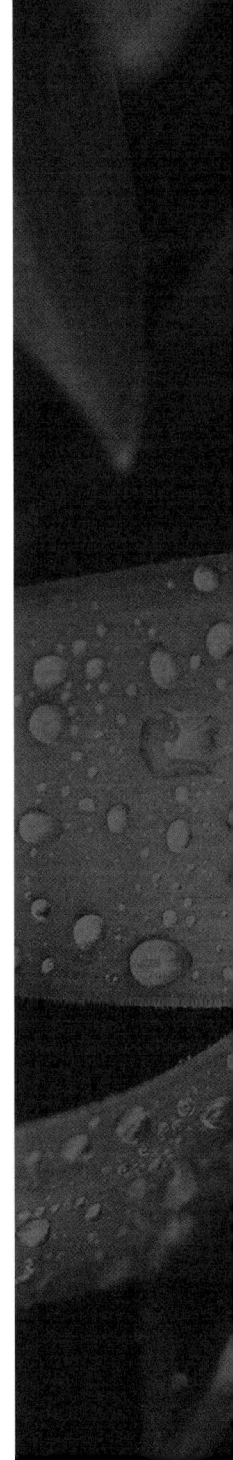

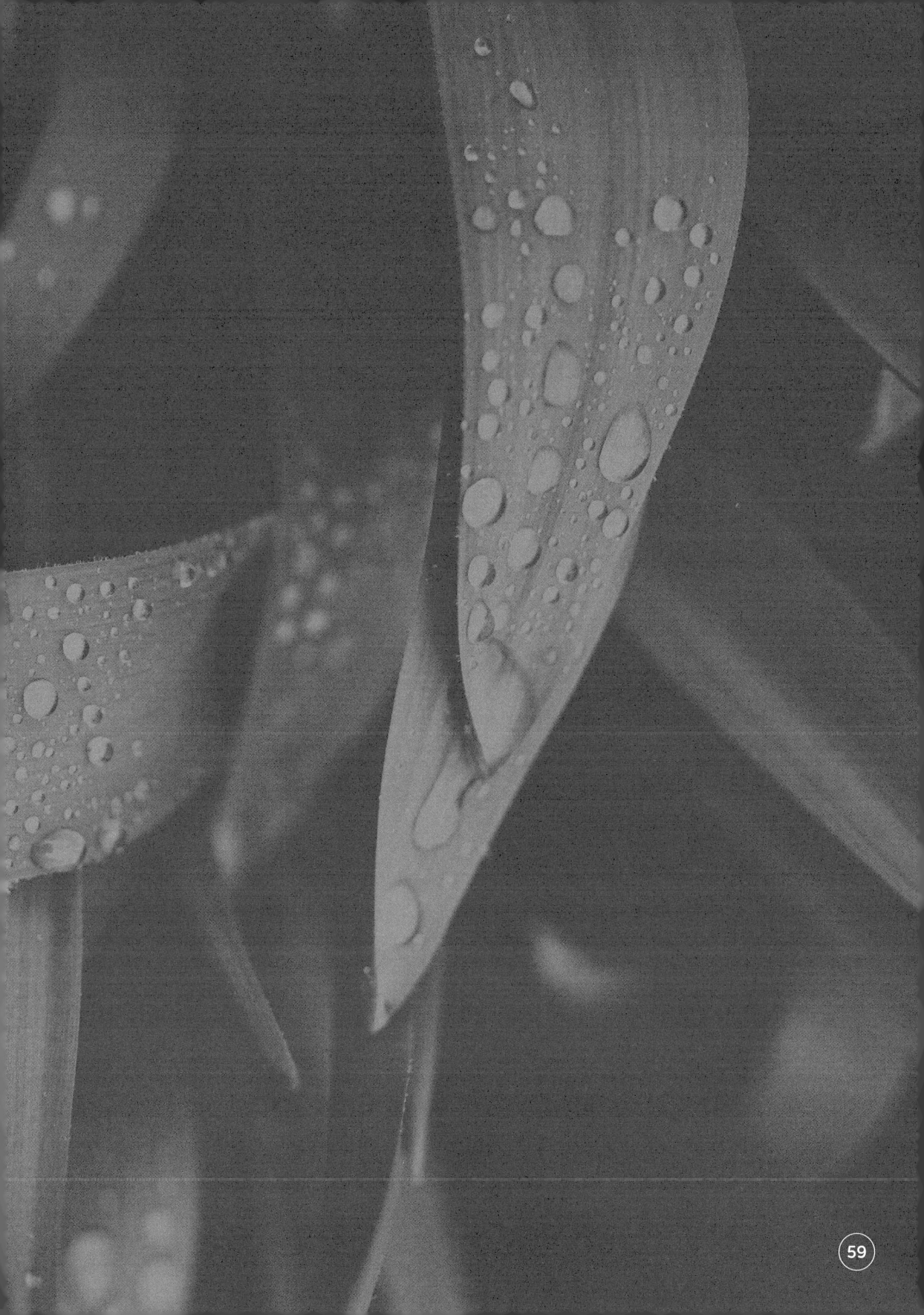

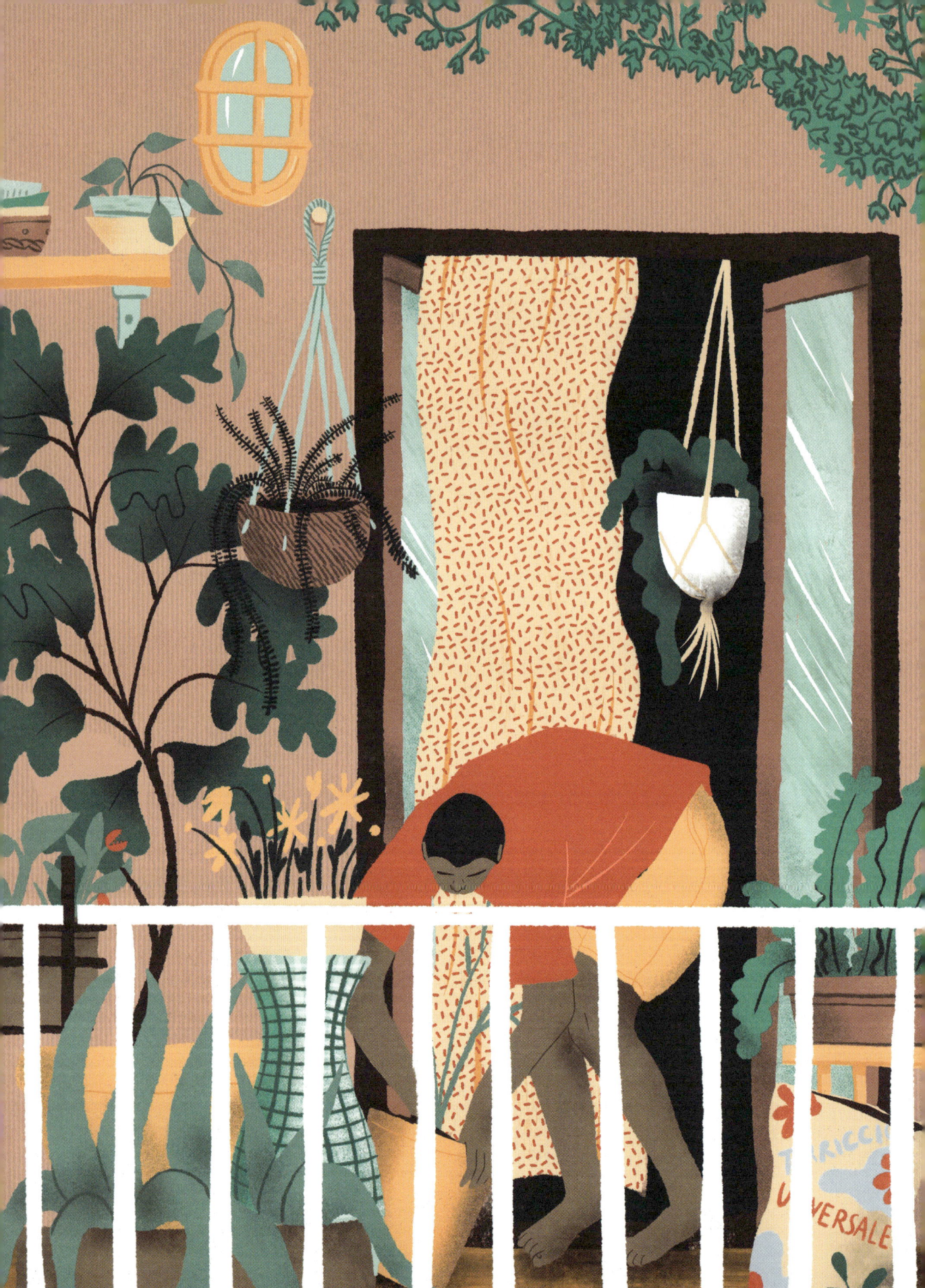

Ab ins Beet

Nun ist es an der Zeit, einen kleinen Garten anzulegen, um die Funktionsweise von Pflanzen und ihre Entwicklung von der Aussaat bis zur Ernte zu beobachten. Das Schöne daran ist, dass wir Wachstums- und Reifephasen einer Pflanze, aus der einmal unser Essen wird, aus nächster Nähe miterleben können. Mit den Händen in der Erde zu graben, Blumen und Pflanzen zu hätscheln sind zudem Tätigkeiten, die gute Laune machen, Körper und Geist entspannen und uns Verantwortung gegenüber lebenden Wesen lehren. Diese Aspekte machen das Pflanzen und Pflegen von Gewächsen zu einer idealen Aktivität für Kinder, aber auch wir Erwachsenen können viel dabei lernen.

Ob wir für unser Projekt einen Garten, einen Balkon oder eine Fensterbank zur Verfügung haben, spielt keine Rolle. Wir besorgen uns einen großen Topf oder eine Reihe kleinerer Töpfe und ganz viel Pflanzerde. All das können wir uns bequem aus dem Supermarkt, dem Baumarkt oder von einer Gärtnerei holen. Wenn wir Erde, Düngemittel, Schädlings- oder Pilzbekämpfungsmittel beschaffen, sind biologische bzw. natürliche Produkte zu bevorzugen. Auf der Verpackung sollte der Hinweis »für den biologischen Landbau zugelassen« stehen. Jetzt geht es nur noch darum, das Saatgut für unser Anbauprojekt auszuwählen. Natürlich ist es gut, den richtigen Zyklus von Aussaat und Keimung zu beachten: Jede Pflanze hat ihren eigenen Kalender, und im Internet finden sich viele Informationen darüber. Im Prinzip können wir jederzeit mit unserem Garten starten. Vor einiger Zeit pflanzte ich eine Eichel, die aufkeimte und zu einem kleinen Baum heranwuchs: Mittlerweile ist er groß genug, um in einen Garten gepflanzt zu werden, und er gehört genauso zur Familie wie eine Katze oder ein Hund.

Wenn du einen kleinen Garten oder ein Beet bestellst, notiere in deinem Tagebuch wichtige Momente wie die Aussaat, wie oft du gießt, wann die ersten Keime sprießen und auch die verschiedenen Wachstumsstadien. Verfolge, wie sich deine Pflanzen entwickeln: So kannst du das Wirken der Natur und den Zyklus der Jahreszeiten beobachten, aber auch aus eventuellen Misserfolgen lernen.

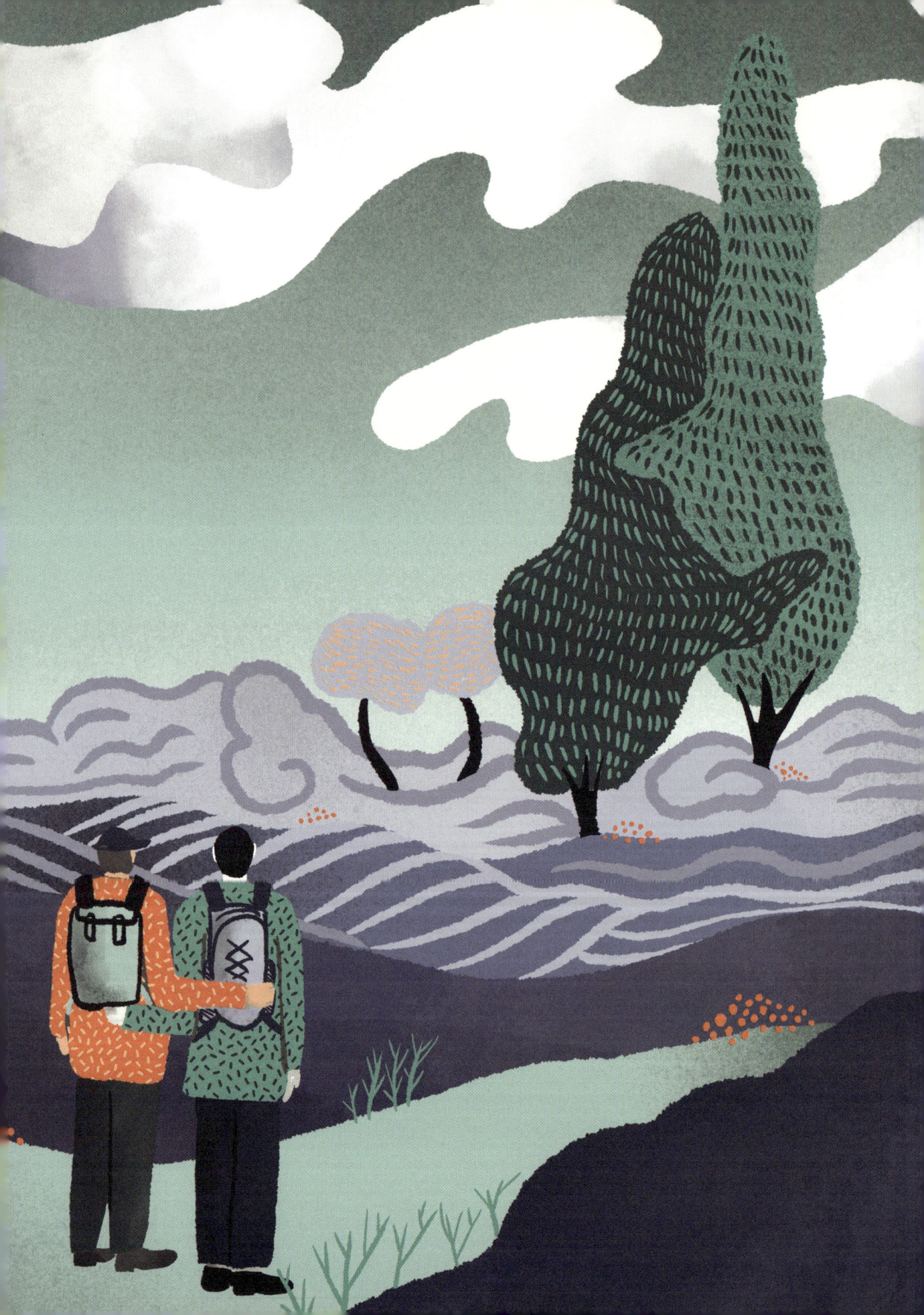

Botschaften entschlüsseln

Auf unserem Weg des Re-Wilding ist es enorm wichtig zu bedenken, dass die Natur eine unendliche Anzahl von Botschaften aussendet, die uns viele nützliche Informationen für unser eigenes Leben bieten können. Deshalb sollten wir versuchen, diese Botschaften zu verstehen. Oft sind es symbolische Informationen, die uns dazu einladen, etwas zutiefst Authentisches in uns selbst zu finden.

Es geht darum, offen für die Botschaften der Natur zu sein, in die wir uns begeben: Sie sind überall präsent. Ein für mich persönlich einschneidendes Erlebnis hatte ich auf einer langen Wanderung im Valmalenco in den italienischen Zentralalpen, als ich eine Lärche erblickte, die umgestürzt war und mitten auf dem Weg lag. Der Anblick hatte etwas Dramatisches an sich. Der mächtige Baum zeigte seine Wurzeln, die trotz der dunklen, steinigen Erde, die an ihnen haftete, erstaunlich hell waren. Sie wirkten stark, waren aber längst nutzlos, besiegt. Der Baum lebte noch, doch der Sturz war tödlich gewesen, daran bestand kein Zweifel. Ich fand es sehr beeindruckend, einen kolossalen Baum zu sehen, den eine mysteriöse Kraft gefällt hatte, vielleicht gerade wegen seiner beachtlichen Größe, die mit einem Mal untragbar geworden war. Sein Anblick verschaffte mir eindringliche Erkenntnisse über die Natur, die Wirklichkeit und die ewigen Gesetze, die sie bestimmen. Das Schöne an diesen Botschaften ist, dass sie für alle Formen des Lebens gelten, auch für uns Menschen. Sie vermitteln uns das Bewusstsein, dass wir ohnehin mit der Natur verbunden sind: Wir müssen ihr nur achtsamer begegnen.

Achte auf die Botschaften, die dir die Natur vermitteln will. Bedenke, dass sie durch Symbole kommuniziert und dass diese überall sind. Halte beim Wandern die Augen offen, beobachte und notiere in deinem Tagebuch alle Gedanken, die dir an dem Ort, den du erkundest, durch den Kopf gehen.

Kleine Glücksbringer

Als unsere frühen Vorfahren anfingen, die Welt zu erkunden, begannen sie bald, Amulette verschiedenster Art zu sammeln und aufzubewahren: Knochen, Steine, Hörner, Klauen, Zähne, Federn und andere Dinge, die eine starke Symbolkraft hatten, Schutz und Glück versprachen.

Noch heute haben wir Menschen die Angewohnheit, unser Glück oder unseren Schutz einem Gegenstand anzuvertrauen. Denken wir zum Beispiel an das Glücksgefühl, wenn wir auf einer Wiese ein vierblättriges Kleeblatt finden. Oder an die Kriterien, nach denen wir ein Outfit für ein Vorstellungsgespräch auswählen, das uns wichtig ist. Ähnliches gilt für den Ring, den wir nie ablegen, weil er für die Liebe zu einem anderen Menschen steht, oder den Anhänger, den wir immer um den Hals tragen, um uns zu schützen. All diese Gegenstände können als Amulette betrachtet werden, und es scheint, dass Magie heutzutage in der modernen Gesellschaft lebendiger denn je ist.

Auf unseren Streifzügen werden viele Dinge unsere Aufmerksamkeit erregen: Eicheln und andere Samen, kleine Kristalle, Federn, Steine … Wenn uns diese kleinen Funde positive Gefühle vermitteln, können wir sie aufheben und als Amulett annehmen, in das wir unsere Wünsche projizieren. Ein schönes Beispiel dafür sind sogenannte Hexensteine, die ein natürliches, nicht von Menschenhand geschaffenes Loch aufweisen und seit Tausenden von Jahren als Anhänger getragen werden. Manche halten sie sogar für so etwas wie Portale, durch die Energie geschöpft, aber auch ausgeleitet werden kann. Ein solcher durchlöcherter Stein soll Glück bringen oder Unglück abwehren, Reichtum bescheren oder vor Not bewahren. Lass uns gefundene Gegenstände in einem Stoffsäckchen sammeln: So können wir sie immer bei uns tragen und betrachten, wenn uns danach ist.

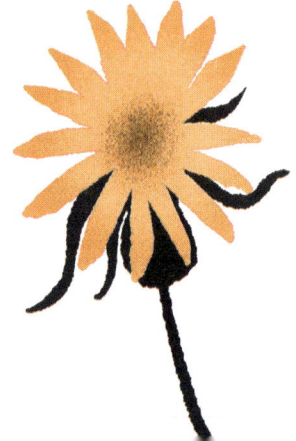

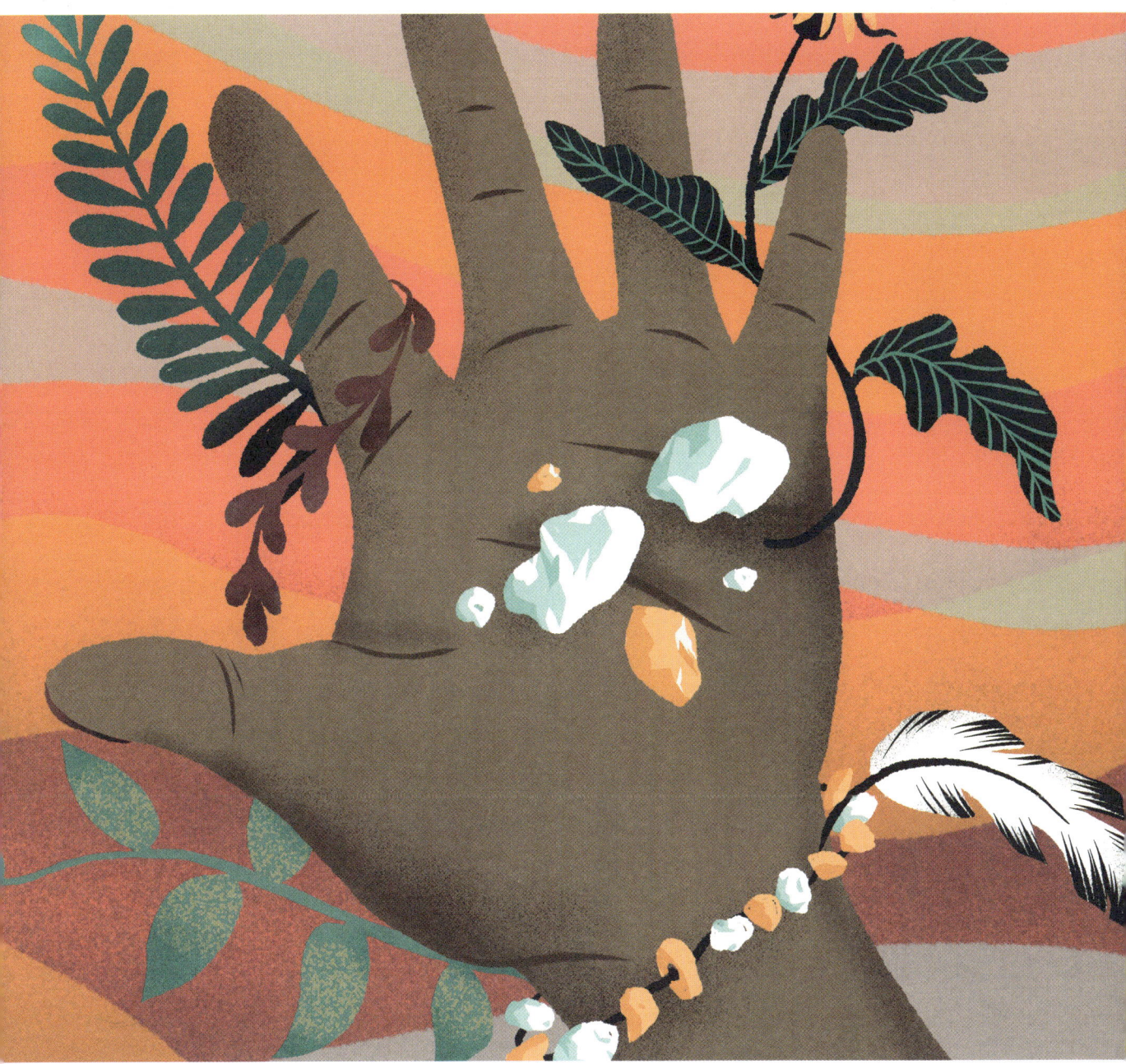

Halte bei deinem nächsten Spaziergang Ausschau nach Amuletten, die dich inspirieren: Zapfen, Federn, Steine, Kristalle, kleine Holzstücke, die dir in irgend-
einer Weise Freude, Zauber, Schutz oder Vertrauen vermitteln. Sammle diese
Gegenstände und notiere in deinem Tagebuch, wann und wo du sie gefunden
hast. Beschreibe die Gefühle, die du dabei hattest, und was sie für dich bedeuten. Wenn du nach Hause kommst, reinige deine Funde und bewahre sie sorg-
sam in einem Säckchen auf, das du immer bei dir tragen kannst.

DIE LETZTE KETTE DER NEANDERTALER

In der Foradada-Höhle in Calafell, einer spanischen Gemeinde in Katalonien, einige Kilometer südlich von Barcelona, wurde ein geschnitzter Adlerzehenknochen entdeckt, den ein Neandertaler oder eine Neandertalerin vor etwa 40 000 Jahren hergestellt haben könnte. Forschenden zufolge kamen die Neandertaler zu dieser Zeit in Kontakt mit dem *Homo sapiens*. Der besagte Fund trägt den Beinamen »die letzte Halskette der Neandertaler«, weil es sich um eines der letzten von ihnen hergestellten Artefakte handelt, bevor sie ausstarben.

Die Markierungen auf dem Amulett deuten darauf hin, dass es als Anhänger an einer Halskette getragen wurde und möglicherweise dazu diente, auf den sozialen Status seiner Trägerin oder seines Trägers hinzuweisen. Es könnte aber auch dazu gedacht gewesen sein, den Mitgliedern der Gemeinschaft eine ganz bestimmte Botschaft zu übermitteln. Da der Iberienadler – jener Raubvogel, von dem die Kralle stammt – sehr schwer zu fangen war, nimmt man an, dass dieser Ziergegenstand besondere Jagdfähigkeiten, Intelligenz oder Stärke zum Ausdruck bringen sollte. Dieser wichtige Fund weist auch darauf hin, dass die Neandertaler über großes handwerkliches Geschick verfügten und in der Lage waren, komplexe und abstrakte Gedanken zu formulieren sowie Symbole und Kunstgegenstände zu schaffen.

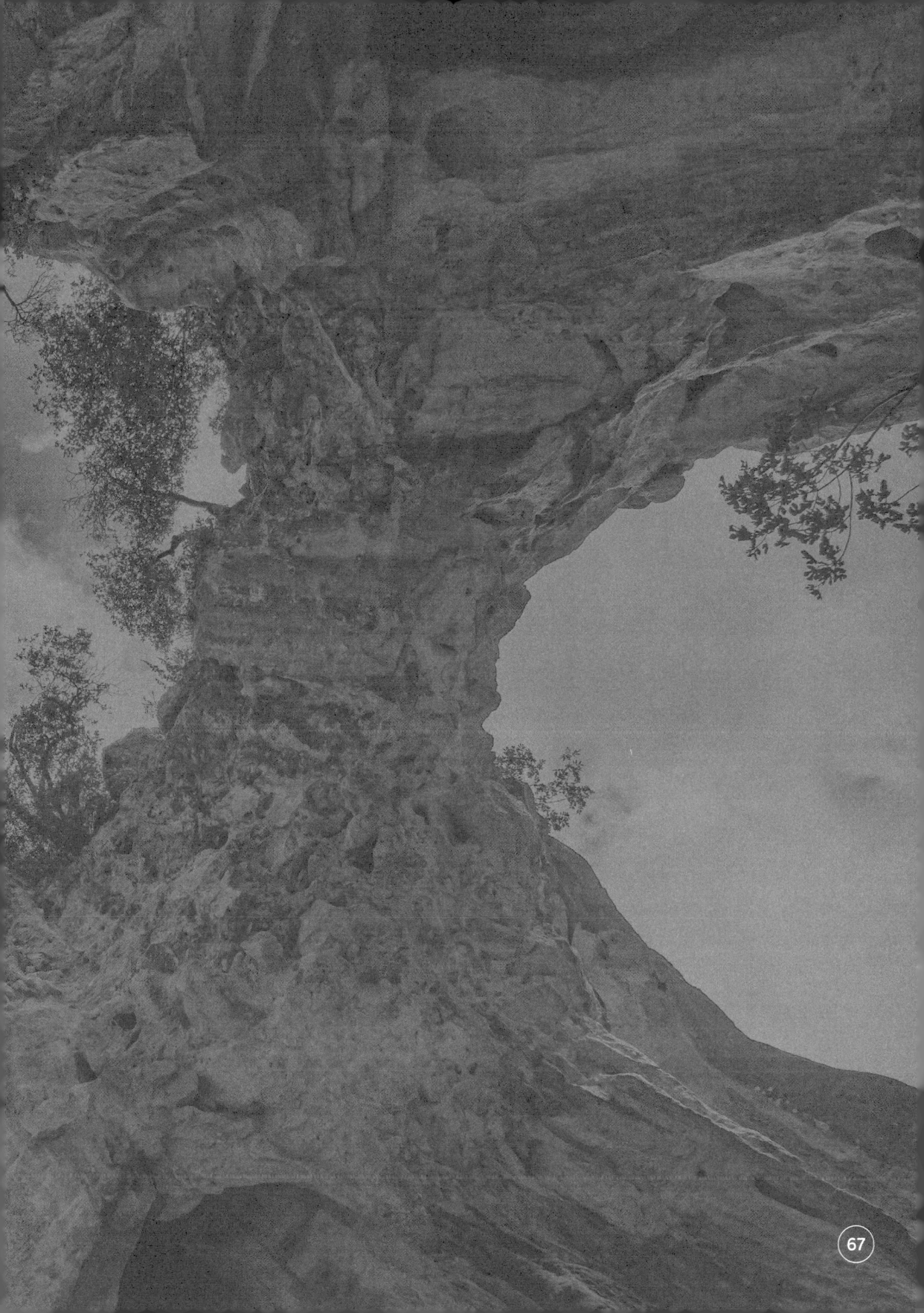

Das Tagebuch zum Dokumentieren nutzen

Unser Reisetagebuch kann auch als Skizzenbuch dienen, um die Formen und Farben der Natur festzuhalten und botanische Arten – Kräuter, Blumen, Sträucher, Früchte, Samen, Bäume – und andere natürliche Elemente, auf die wir aufmerksam werden, zu dokumentieren. Wenn wir etwas mit Zeichnungen dokumentieren, konzentrieren wir uns auf die Funktionsweise und das Aussehen eines natürlichen Elements, was eine sehr gute Methode ist, um sich Wissen anzueignen.

Wir beginnen damit, etwas aufzulesen, das uns ins Auge fällt, zum Beispiel eine Blume, ein Blatt, einen Tannenzapfen, eine Eichel oder einen Grashalm. Wir betrachten das jeweilige Objekt genau und versuchen, die Konturen, die kleinen Details, die Farbnuancen, die Textur und das Material, aus dem es besteht, visuell zu erfassen. Als Nächstes zeichnen wir mit einem harten Bleistift eine Skizze in das Tagebuch, wobei wir versuchen, die Proportionen und die allgemeine Form darzustellen. Dann widmen wir uns den komplexeren Teilen, wie etwa Schnittpunkten oder geometrischen Linien, die wir in den Formen erkennen. Wir überarbeiten die endgültigen Linien mit einem weicheren Bleistift und ergänzen die Skizze mit kleineren Details wie Blütenstängeln, Blattadern und so weiter. Zum Schluss malen wir die Zeichnung aus: Dazu wählen wir Buntstifte, die den Farben, die wir in echt gesehen haben, am nächsten kommen. Übrigens: Niemand wird beim ersten Versuch die perfekte Zeichnung hinbringen. Das Schöne an dieser Praktik ist aber, dass wir mit der Zeit sehen können, wie unsere Technik immer besser wird. Wir werden auch entdecken, dass Zeichnen eine unerschöpfliche Quelle der Gelassenheit und Entspannung ist, und wir können damit ähnlich positive Effekte wie mit einer Meditation erzielen. Irgendwann werden wir merken, dass sich unsere Willenskraft verbessert, wodurch wir uns nicht nur beim Zeichnen weiterentwickeln können, sondern auch in vielen anderen Bereichen unseres Lebens, die Hingabe und andauerndes Üben erfordern.

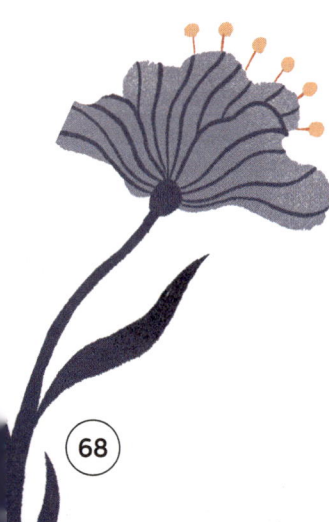

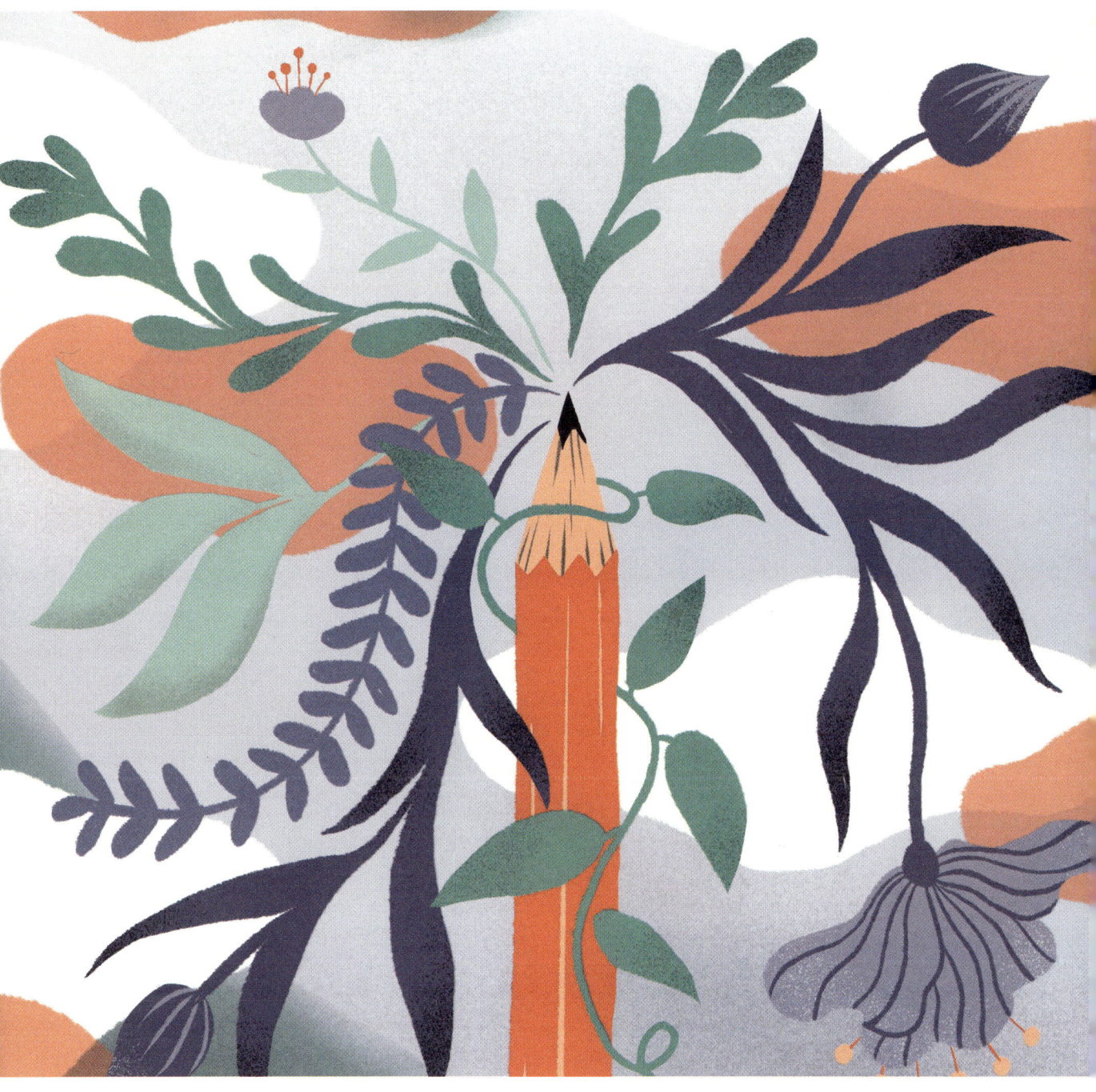

Für diese Übung brauchst du dein Tagebuch, Bleistifte verschiedener Härtegrade und Buntstifte. Ergänze die fertige Zeichnung mit dem wissenschaftlichen und dem gebräuchlichen Namen des jeweiligen Elements. So machst du dein Tagebuch zu einem Herbarium. Wenn du dann später all die Zeichnungen durchblätterst, die du angefertigt hast, wirst du Pflanzen und vieles andere in der Natur wiedererkennen.

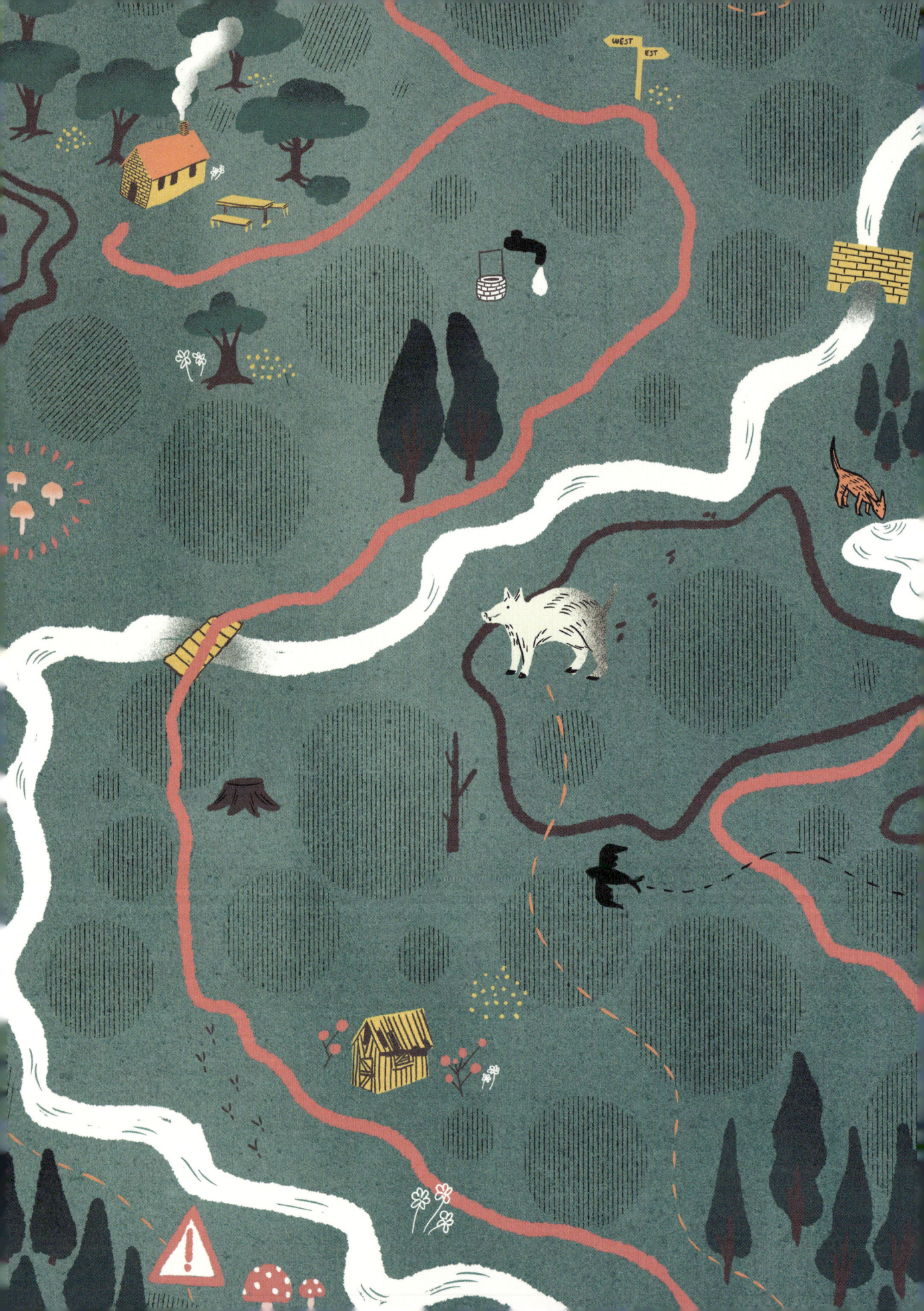

Das Tagebuch zum Kartieren nutzen

Etwas zu erkunden, zu beobachten und zu untersuchen ist ein angeborener Instinkt, um unsere Umgebung zu entdecken und kennenzulernen. Dieser Instinkt geht wahrscheinlich darauf zurück, dass unsere prähistorischen Vorfahren ihr Terrain auf der Suche nach Nahrung durchstreifen mussten.

Die ältesten bekannten Belege für das Erstellen von Karten haben jedoch mit dem Himmel und nicht mit der Erde zu tun. An den Wänden der Höhle von Lascaux in Frankreich wurden gemalte Punkte aus der Zeit um 16 500 v. Chr. gefunden, die einen Nachthimmel darstellen, auf dem die Sterne Vega, Deneb, Altair und die Plejaden zu erkennen sind.

Erkundung und Kartierung sind zwei eng miteinander verbundene Konzepte: Seit diesen ersten paläolithischen Spuren haben wir nie aufgehört, Karten zu erstellen. Und heute liefern uns Satelliten fotografische Darstellungen von jedem Winkel unseres Planeten. Ein natürliches Gebiet zu kartieren bedeutet jedoch, es in seiner Gesamtheit und seinem wahren Wesen zu erfassen. Denn nur so wird es möglich, wichtige Informationen mit anderen Mitgliedern der Gemeinschaft zu teilen. Beispiele hierfür sind die Art der vorhandenen Vegetation, der Standort von Pflanzen, essbare Früchte und Beeren, Einzelheiten zur Beschaffenheit des Geländes, das Vorhandensein von Wasserstellen, Bäumen, Tierhöhlen, Wegen, Orientierungspunkten und Gefahren.

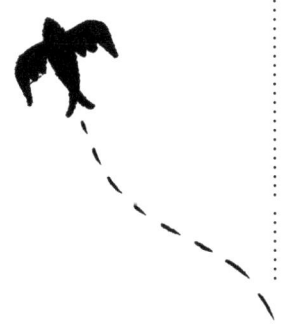

Wenn du ein Gebiet erkundest, das du kartieren willst, nimm einen Kompass zur Hand. Notiere in deinem Tagebuch, in welche Richtung du wanderst, vermerke oben auf dem Blatt die Nordrichtung und ziehe Linien, die proportional zu der Zeit sind, die du benötigst, um jede Wegstrecke in normalem Tempo zurückzulegen. Wenn dir unterwegs etwas auffällt – ein alter Baum, ein Zaun, ein verfallenes Gebäude, ein großer Strauch oder ein anderes wiedererkennbares Detail –, halte es in deiner Feldskizze fest. So sammelst du wertvolle Hinweise für den Fall, dass du wieder einmal in das Gebiet kommst.

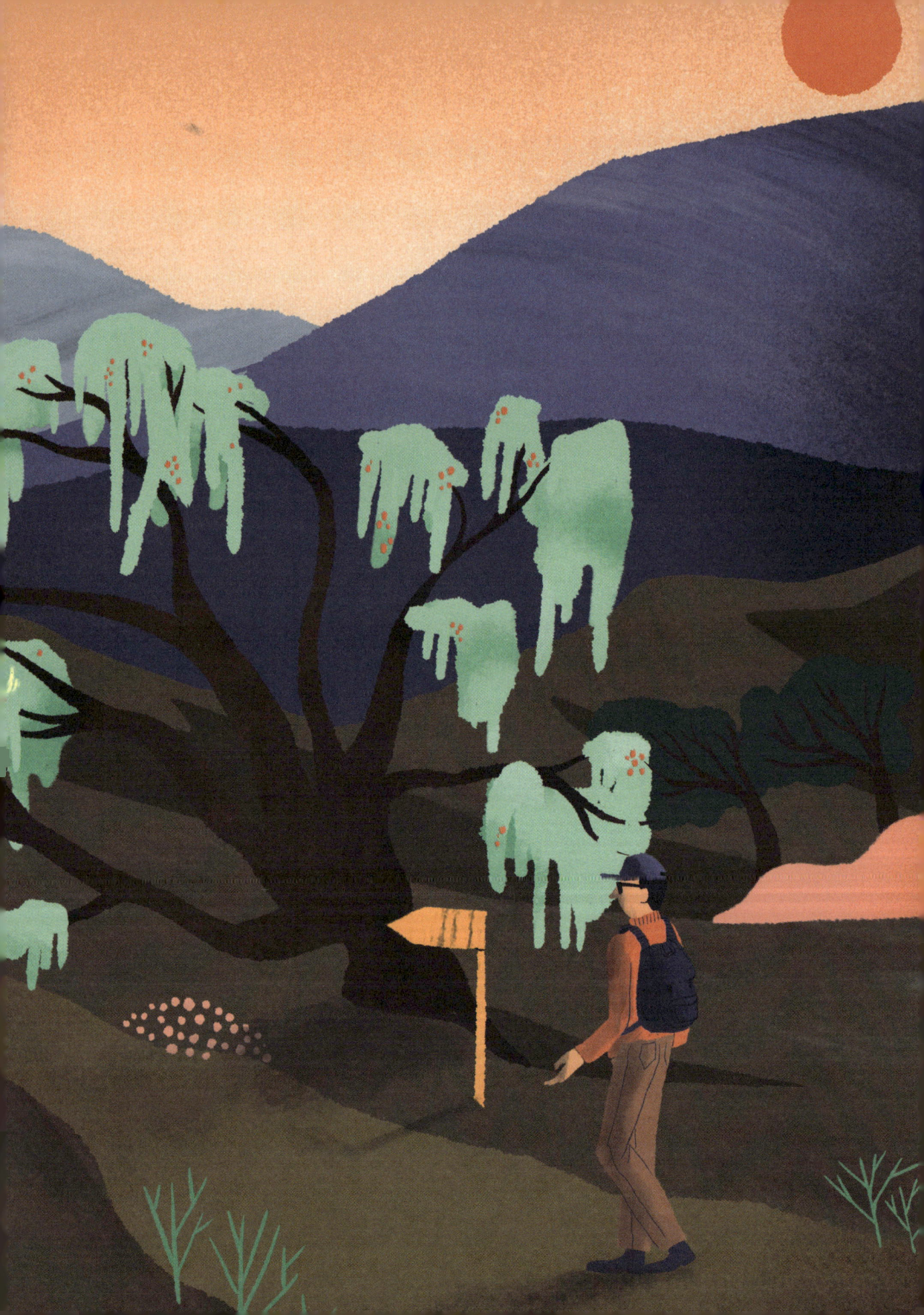

Orientierung

Bekannte Wege zu verlassen und in unbekanntes Terrain vorzudringen verschafft uns Momente der Freiheit, die wir uns nur allzu oft nicht gönnen. Dieses Sichverlieren, um dann den Weg zurück zu einem sicheren Ort zu finden, hat etwas ungemein Reizvolles an sich. Orientierungskenntnisse und ein Grundverständnis für die Himmelsrichtungen schaden dabei nie. Wie wir wissen, geht die Sonne im Osten auf und im Westen unter. Dabei ist jedoch zu bedenken, dass sich der genaue Punkt im Jahresverlauf ändert.

Auf der Nordhalbkugel, also nördlich des Äquators, ist der Schatten, der um die Mittagszeit auf den Boden fällt, immer nach Norden gerichtet, während er auf der Südhalbkugel nach Süden zeigt. Wenn wir uns nachts im Freien aufhalten und die Sterne zu sehen sind, können wir auf der Nordhalbkugel nach dem Polarstern Ausschau halten, dem hellsten Stern des Sternbilds Kleiner Bär, der sich immer im Norden befindet. Auf der Südhalbkugel hingegen kann man sich zur Orientierung auf das Kreuz des Südens verlassen, ein Sternbild, das aus vier Sternen besteht. Die imaginäre Linie durch die Sterne entlang der Vertikalen des Kreuzes zeigt den Süden an.

Wir können aber auch die Natur beobachten, um Himmelsrichtungen zu bestimmen. Dazu einige Beispiele: Der nach Norden gerichtete Teil des Stamms hoher Bäume ist wegen der höheren Luftfeuchtigkeit oft mit Moos überzogen. An Baumstümpfen sind die Jahresringe auf der Südseite breiter. Nach Süden hin ist bei Bäumen das Laub meist dichter und auch die Blüten sind nach Süden ausgerichtet. Die Sonne lässt den Schnee auf der Südseite schneller schmelzen, Moos wächst auf der nach Norden gerichteten Seite von Felsen, da dort das Unterholz feuchter ist. Ein weiterer Anhaltspunkt für die Südrichtung sind glattere und trockenere Felsen.

> **Wenn du das nächste Mal durch die Natur mäanderst, achte auf Signale, die dir die Orientierung erleichtern können. Bestimme den geografischen Norden (hilfreich ist dazu ein Kompass), schau dich um und finde in natürlichen Elementen Zeichen für ihre Anpassung: Moos, Feuchtigkeit, Dichte von Bewuchs oder Laubwerk und vieles mehr können dir wichtige Hinweise liefern.**

ORIENTIERUNGSLAUF

Orientierungslauf (»OL«) ist ein Hobby- und Wettkampfsport, bei dem das bewusste Erkunden der Umgebung eine wesentliche Rolle spielt, da man hauptsächlich in naturnahen Gebieten unterwegs ist. Zudem fördert diese Laufsportart den Respekt vor der Umwelt und ist eine gute Methode, um Qualitäten wie Selbstständigkeit, Einfallsreichtum und Kooperationsbereitschaft zu trainieren. Wer Orientierungslauf praktiziert, muss Karten lesen können und sich mit Dingen wie Maßstab und Höhenlinien auskennen. Ebenso braucht es Erfahrung im Umgang mit dem Kompass und die Fähigkeit, ihn in Verbindung mit der Karte richtig einzusetzen.

Wettkampfmäßig findet OL in zumeist abwechslungsreichem Gelände statt: Die Teilnehmenden starten mit einem Kompass und einer topografischen Karte, auf der die zu absolvierende Strecke rot eingezeichnet ist, und müssen in möglichst kurzer Zeit das Ziel erreichen. Der Start ist durch ein Dreieck, das Ziel durch zwei konzentrische Kreise gekennzeichnet. Auf der zu absolvierenden Strecke muss eine Reihe von fortlaufend nummerierten Kontrollpunkten, sogenannte Posten, angelaufen werden. An jedem dieser Posten, die alle einen eigenen Code haben, sind Lochzangen angebracht, mit der das entsprechende Feld auf der am Start erhaltenen Kontrollkarte markiert werden muss. Es gewinnt, wer als Erste:r die Ziellinie erreicht und alle an den verschiedenen Posten gesammelten Kontrollpunkte nachweisen kann.

Auf Zehenspitzen

Aus einer wissenschaftlichen Studie aus dem Jahr 2007, an der Forschende des Zoologischen Instituts der Universität Bern beteiligt waren, geht hervor, dass die Anwesenheit von Menschen, die die Natur nutzen, um Wintersport zu betreiben oder Wanderungen zu unternehmen, negative Auswirkungen auf das ohnehin schon beschwerliche Leben von Wildtieren haben kann, insbesondere während der Brutzeit und im Winter. Viele Tiere, vor allem in Mittel- und Hochgebirgsregionen, verbringen den Winter ohne Winterschlaf, was ihr Überleben in dieser Jahreszeit aufgrund der extremen Kälte und des Mangels an Nahrung besonders schwierig macht.

Ein Tier nimmt die Anwesenheit von Menschen in seinem Lebensraum immer als eine ernsthafte Gefahr wahr, die ihm ein Verteidigungsverhalten wie Flucht und damit einen hohen Energieaufwand abverlangt. Höhlen oder Schlafstätten zu verlassen bedeutet eine enorme Stresssituation, was negative gesundheitliche Folgen haben kann – vor allem für Tiere, die keinen Winterschlaf halten. Die Studie beschäftigte sich mit den Folgen der Anwesenheit von Menschen, die Wanderungen oder Skitouren unternehmen, für einige Arten, zum Beispiel das Birkhuhn (*Lyrurus tetrix*). Dieses Tier zieht sich im Winter in geschützte Verstecke zurück, wo es seine Aktivitäten auf ein Minimum reduziert, um so gut wie möglich Energie zu sparen. Ein Schrei, eine abrupte Bewegung oder ein unerwartetes Geräusch kann es in Panik versetzen und in Lebensgefahr bringen. Dem Forschungsteam gelang es, den Spiegel des Stresshormons Kortikosteron im Körper der in die Studie einbezogenen Arten zu überwachen. Man fand heraus, dass Tiere, die in von Menschen frequentierten Gebieten leben, eine um 20 Prozent höhere Konzentration dieses Hormons aufweisen als solche, deren Lebensräume frei von menschlicher Präsenz sind. Lass uns daher von nun an immer daran denken, wie wichtig es ist, auf die Pflanzen, Bäume und Tiere, die in einer natürlichen Umgebung leben, Rücksicht zu nehmen und jeglichen unnötigen Lärm zu vermeiden.

Wenn du einen Naturraum erkundest, achte insbesondere im Winter darauf, welche Geräusche du verursachst: Versuche, möglichst leise zu sprechen, plötzliche oder störende Geräusche zu vermeiden und dich so zu verhalten, dass deine Anwesenheit möglichst geringe Auswirkungen hat. Vermeide es, dein Handy klingeln zu lassen, zu schreien oder laut zu sprechen oder sonstigen unnötigen Lärm zu machen.

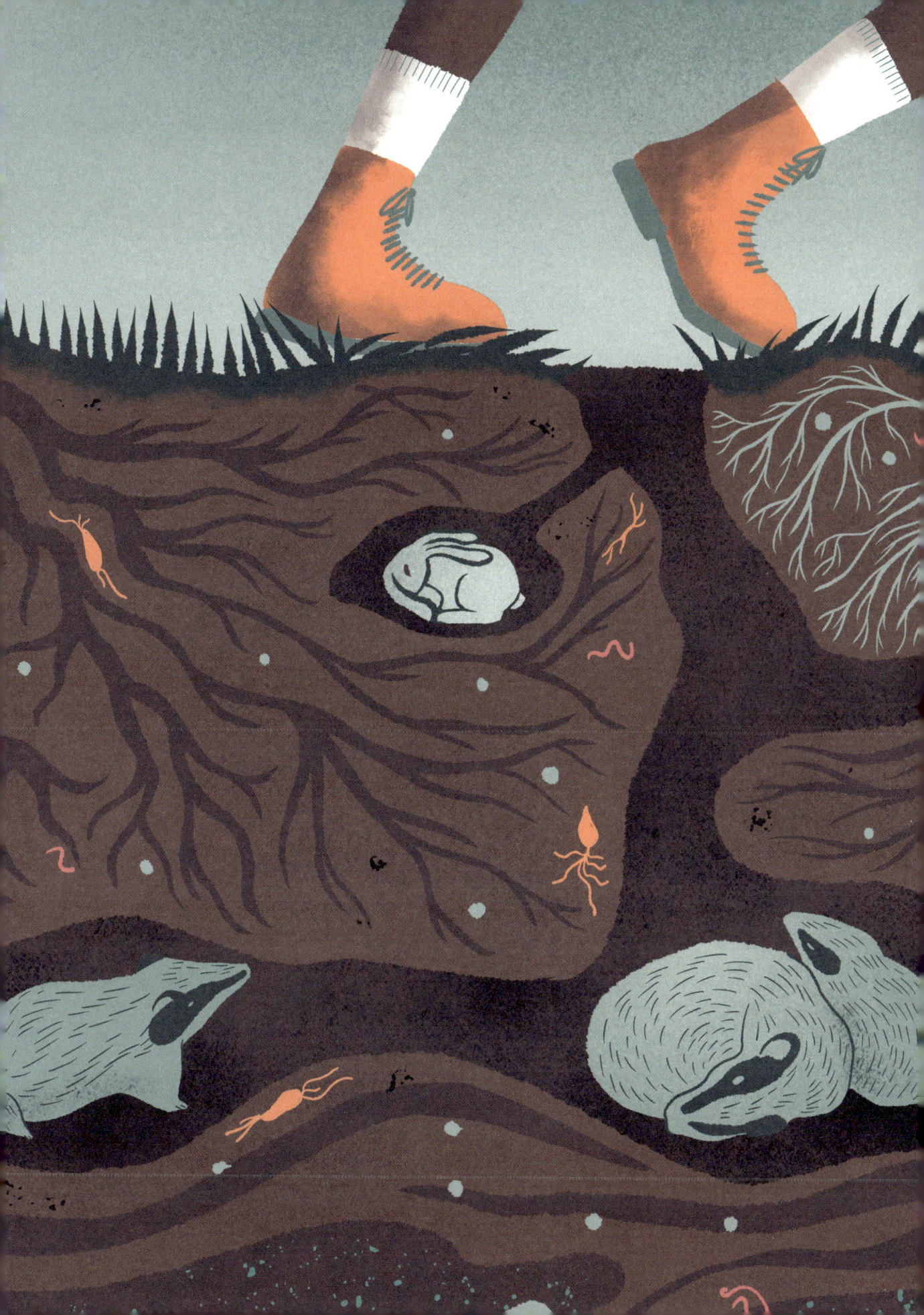

Spuren lesen

Wälder, Berge, Wiesen und andere Naturräume sind voller Leben. Doch nicht immer, wenn wir uns dort aufhalten, bemerken wir die Tiere, die sich im dichten Unterholz oder in Baumkronen verstecken. Allerdings können wir ihre Anwesenheit an den Spuren erkennen, die sie am Boden hinterlassen.

Schnee, Schlamm, Sand oder generell jeder weiche Untergrund ist ideal, um mehr über die Tiere zu erfahren, die in dem Gebiet leben, das wir erkunden. Das Erste, was uns beim Betrachten von Spuren auffallen wird, ist ihre Form oder besser gesagt das Trittsiegel, denn das Fährtenlesen hat seine ganz eigene Sprache: Eine Abfolge von Trittsiegeln heißt beim Schalenwild Fährte, bei Raub- und anderen Wildtieren Spur oder Geläuf. Ein besonderes Trittbild ist das »Schnüren«. Diese für Fuchs, Wolf und Luchs typische Gangart bei gemächlichem Tempo spart viel Energie und verläuft geradlinig, wie eine Perlenschnur. Dabei setzt der Hinterlauf genau dort auf, wo der Vorderlauf zuvor seinen Abdruck hinterlassen hat. Befindet sich der Tritt des Hinterlaufs hingegen nicht nahe dem des Vorderlaufs, entsteht ein Spurbild, bei dem die Trittsiegel aller vier Läufe zu erkennen sind. Diese Gangart ist typisch für Bär, Biber und Murmeltier. Wenn wir hingegen Spuren finden, die zwei parallel positionierten Pfoten entsprechen, bezeichnet man dies als »Paarsprung«, was typisch für Frosch oder Otter ist. Wenn schließlich die Spuren zeigen, dass die Vorderpfoten im Verhältnis zu den Hinterpfoten zurückversetzt sind, spricht man von einem »galoppierenden« Gang, wie er für Pferde, Mäuse, Kaninchen und Eichhörnchen typisch ist.

Wenn wir anhand der Spur oder Fährte die Größe eines Tieres bestimmen wollen, gilt die Regel: Je schwerer das Tier, desto tiefer die Trittsiegel. Schließlich versuchen wir, wenn möglich, den Abstand zwischen zwei Pfotenspuren zu messen, zum Beispiel der vorderen rechten und der vorderen linken, um die Breite des Tieres zu bestimmen.

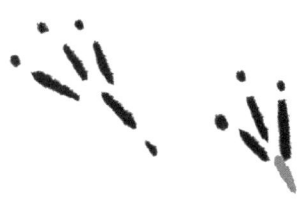

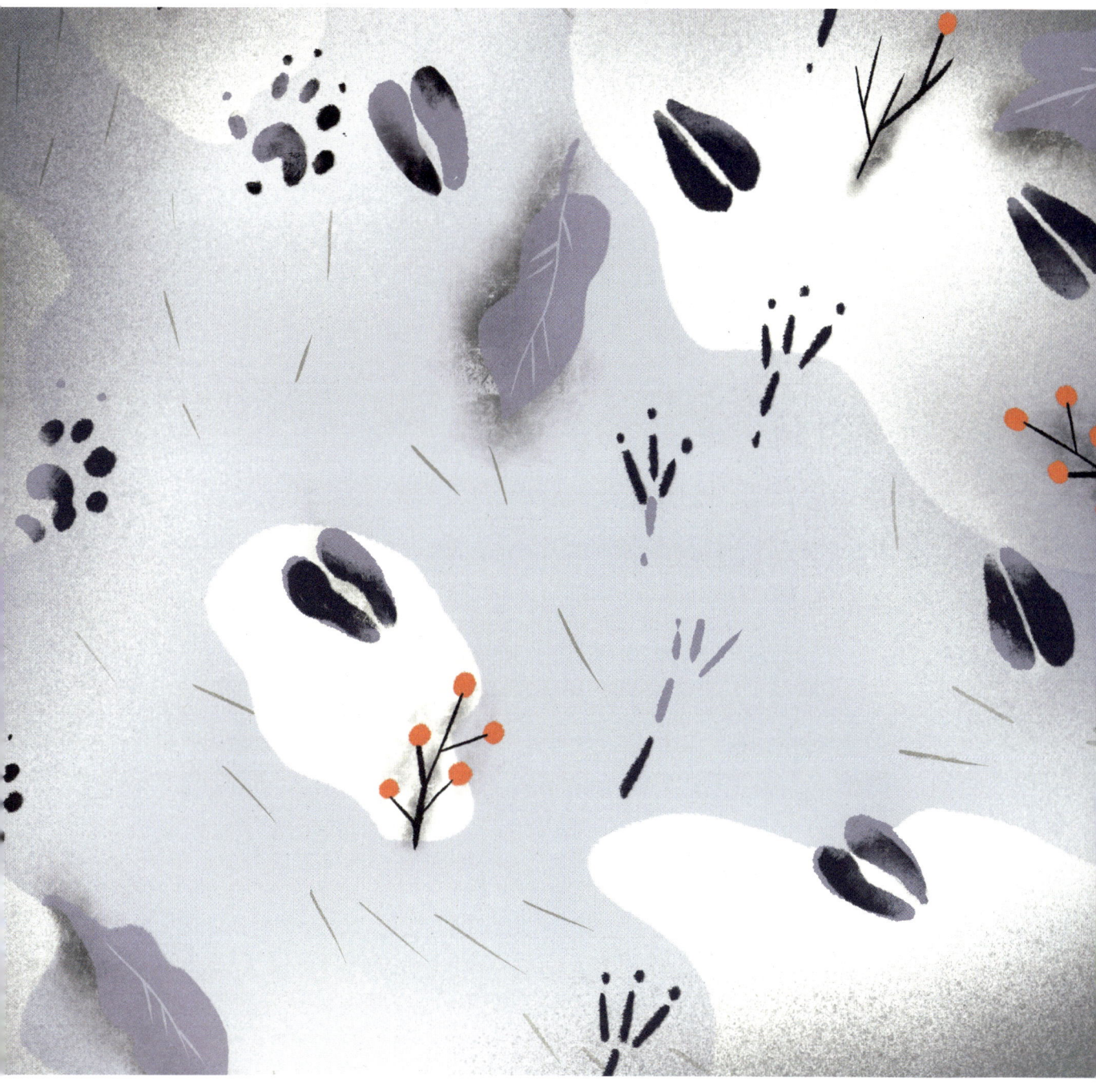

Wenn du das nächste Mal in der Natur eine Spur entdeckst, schau sie dir genau an, versuche, sie in dein Tagebuch zu zeichnen, und notiere ihre Merkmale. Markiere auf deiner Karte (wenn du eine verwendest oder in deinem Tagebuch erstellst) die Stelle, an der du die Spur gefunden hast. Zu Hause kannst du dann versuchen, das Tier anhand der von dir beobachteten Spuren zu bestimmen. Suche im Internet oder in Büchern nach Informationen, um mehr über die Tiere zu erfahren, die in dem Gebiet leben, das du erkundet hast.

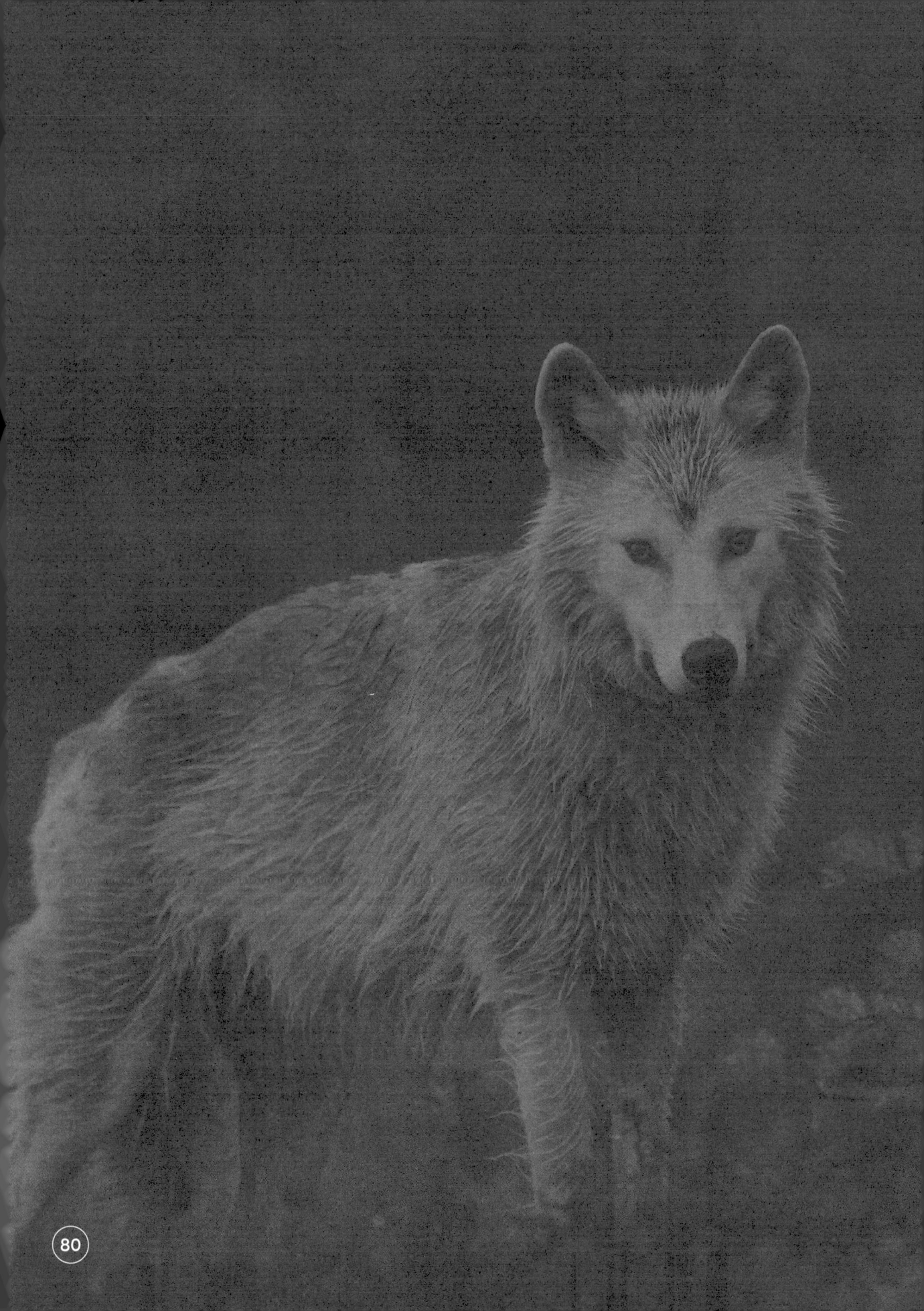

DER WOLF

Der Wolf (*Canis lupus*) ist ein Säugetier, das zur Ordnung der Raubtiere (*Carnivora*) bzw. Familie der Hunde (*Canidae*) gehört. Er ist ein sehr anpassungsfähiges, scheues, schnelles und widerstandsfähiges Tier, das in einer Nacht über 50 Kilometer zurücklegen kann und weit höher entwickelte Sinne als ein Hund hat. Sein Gehör und Sehvermögen sind hervorragend und spielen für zwei zentrale Aspekte seiner Lebensweise eine wichtige Rolle: die Kommunikation mit Artgenossen und die Jagd. Sein ausgeprägtestes Sinnesorgan ist aber der Geruchssinn, der die wichtigsten Funktionen im Lebenszyklus steuert: Fortpflanzung, Kommunikation mit anderen Individuen und Nahrungsbeschaffung.

Ursprünglich war der Wolf eines der am weitesten verbreiteten Säugetiere und kam in Nordamerika, Europa und Asien vor. Der Konflikt, der vor allem durch die Nutztierhaltung entstand, führte dazu, dass er aus weiten Teilen Mittel- und Nordeuropas verschwand. Ab der zweiten Hälfte des 20. Jahrhunderts kehrte der Wolf dank günstigerer ökologischer und sozialer Gegebenheiten in viele Ökosystemen zurück, von der arktischen Tundra bis zur arabischen Wüste, auf dem amerikanischen und dem eurasischen Kontinent. Wichtig für die Erholung des Bestands sind drei Faktoren: Wölfe können in unterschiedlichsten Umgebungen überleben, haben als Raubtiere einen sehr abwechslungsreichen Speiseplan und kommen auch unter widrigeren Bedingungen zurecht. Der weltweite Bestand wird heute auf 300 000 Tiere geschätzt.

Kapitel 3

NAHRUNG AUS DER NATUR

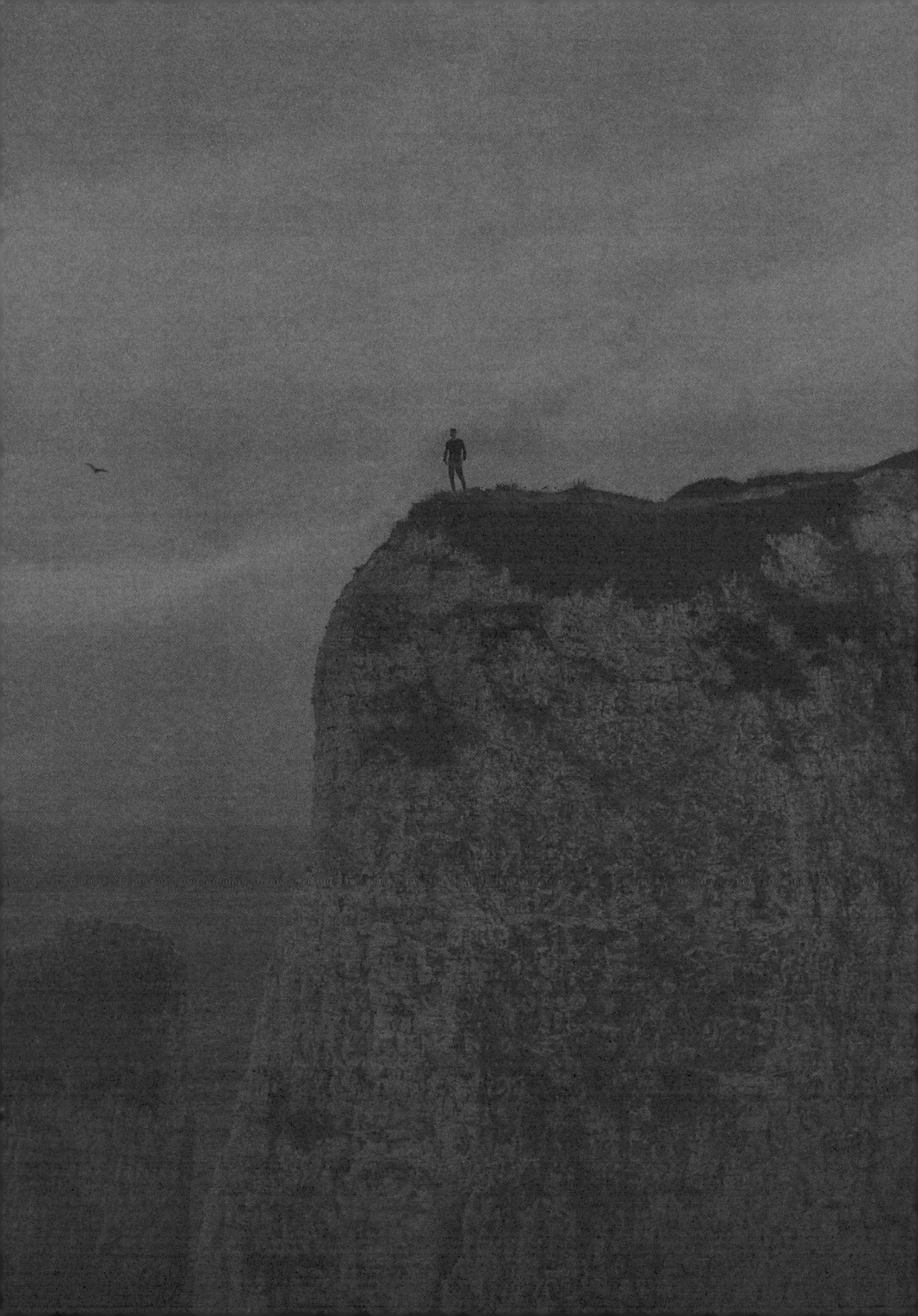

Erkunden, um zu überleben

....

Mit dem lateinischen Begriff *Homo sapiens* (»der verständige Mensch«) definieren wir den modernen Menschen, wie er 1758 von Carl von Linné in seinem Werk *Systema Naturae* klassifiziert wurde. Damit hatte der schwedische Naturforscher die Grundlagen des Systems zur Klassifizierung aller Lebewesen nach Gattung (Genus) und Art (Spezies) geschaffen. Unsere Spezies hat sich mit dem Beiwort *sapiens* als Teil der Gattung *Homo* in direkter Nachkommenschaft des *Australopithecus* und des *Homo habilis* (dem ersten Menschenartigen oder Hominoiden, der Steinwerkzeuge herstellte) selbst gefeiert.

Die Wissenschaft ist sich einig, dass unsere Spezies vor etwa 200 000 Jahren nahe dem Sambesi-Fluss im Norden des heutigen Botswana ihre Geburtsstätte hatte. Die morphologischen und physischen Merkmale des *Homo sapiens*, einschließlich der Größe des Gehirns und der Proportionen des Skeletts (Arme, Beine, Schädel), waren bereits diejenigen, die Leonardo da Vinci später mit seinem *Homo vitruvianus* darstellte. Dieses berühmte Bildmotiv, das als Skizze entstand, sollte zeigen, wie sich der Mensch harmonisch in zwei »perfekte« Formen einfügt – den Kreis als Symbol für den Himmel, die göttliche Vollkommenheit, und das Quadrat, das die Erde symbolisiert.

Die ersten Menschen der Spezies *Homo sapiens*, die Afrika, Europa und den Rest der Welt zu bevölkern begannen, jagten hauptsächlich Kleintiere und sammelten Kräuter, Wurzeln, Früchte, Beeren, Pilze und anderes, das sie in den Gebieten finden konnten, durch die sie als Nomaden zogen. In der Paläoanthropologie gibt es die These, dass unsere Vorfahren Hunderte von essbaren oder giftigen Wildarten, die um sie herum wuchsen, genau unterscheiden konnten und sogar Namen für sie hatten. Aus der Not heraus, ständig neue Nahrungsquellen zu finden, musste sich der *Homo sapiens* das nötige Wissen aneignen, um wild wachsendes Essbares zu erkennen. Dadurch entwickelte er eine starke Verbundenheit zur Natur und ein Verständnis für die Mechanismen, die dafür sorgten, dass er zu essen hatte.

Von dieser engen Beziehung zwischen Notwendigkeit und Wissen sind auch unsere Sinne und unser Körperbau geprägt. Unsere prähistorischen Vorfahren waren in der Lage, beispielsweise verschiedene Arten von Bitterstoffen geschmacklich zu unterscheiden, und wussten, dass bitter auch giftig bedeuten konnte. Der moderne Mensch hat diese Fähigkeit weitgehend verloren, weil seine Zunge nicht mehr darauf trainiert ist, die Gefahr einer Vergiftung richtig einzuschätzen. Ebenso haben wir viel von dem Wissen vergessen, das unsere Vorfahren einander weitergaben, um für den menschlichen Verzehr geeignete Arten zu erkennen und zu sammeln. Heute holen wir uns Lebensmittel einfach aus dem Supermarkt. Wir müssen nicht mehr wissen, was wir uns in der Natur beschaffen können und wann die beste Zeit dafür ist.

Vor etwa 10 000 Jahren fing der Mensch an, Saatgut von Arten zu selektieren, die resistenter gegen Bakterien oder Witterungseinflüsse waren. Dies war der Beginn der Landwirtschaft, durch die sich die Lebensweise unserer Vorfahren radikal veränderte. Nach und nach gaben sie das Nomadentum auf, um Felder zu bestellen und auf die Ernte zu hoffen. Die Landwirtschaft war der Grundstein für die mittelalterliche und später die moderne Gesellschaft, für den Handel und die Kontrolle über Land und Ressourcen, die nach dem Aufkommen der Industrie und im postindustriellen Zeitalter ihren Höhepunkt erreichte. Nach und nach verließen die Menschen den ländlichen Raum, die Berge, die Wälder und gaben sogar ihre Felder auf. Sie zwangen sich zu einem Leben in städtischen Ballungsräumen und mussten sich fortan auf die Lebensmittelindustrie verlassen, um satt zu werden. Innerhalb weniger Generationen verlor der Mensch die Fähigkeit, mit und in der Natur zu leben. Er koppelte sich völlig von ihr ab und beutete ihre Ressourcen aus, ohne sich der Gefahr der damit einhergehenden Zerstörung des Gleichgewichts der Ökosysteme bewusst zu sein.

Die Folgen dieses unbedachten Raubbaus an der Natur sind heute offenkundig: globale Erwärmung, abschmelzende Gletscher, Klimawandel, Grundwasserverschmutzung, Verschwinden der Artenvielfalt.

Es ist an der Zeit, sich das Wissen über die Beschaffung von Nahrung in der Natur wieder anzueignen. Denn nur so können wir ein echtes Verständnis dafür entwickeln, wie wichtig die Bewahrung der natürlichen Umwelt für heutige und zukünftige Generationen ist.

Beginnen wir, unsere Umgebung aus der Foraging-Perspektive zu betrachten …

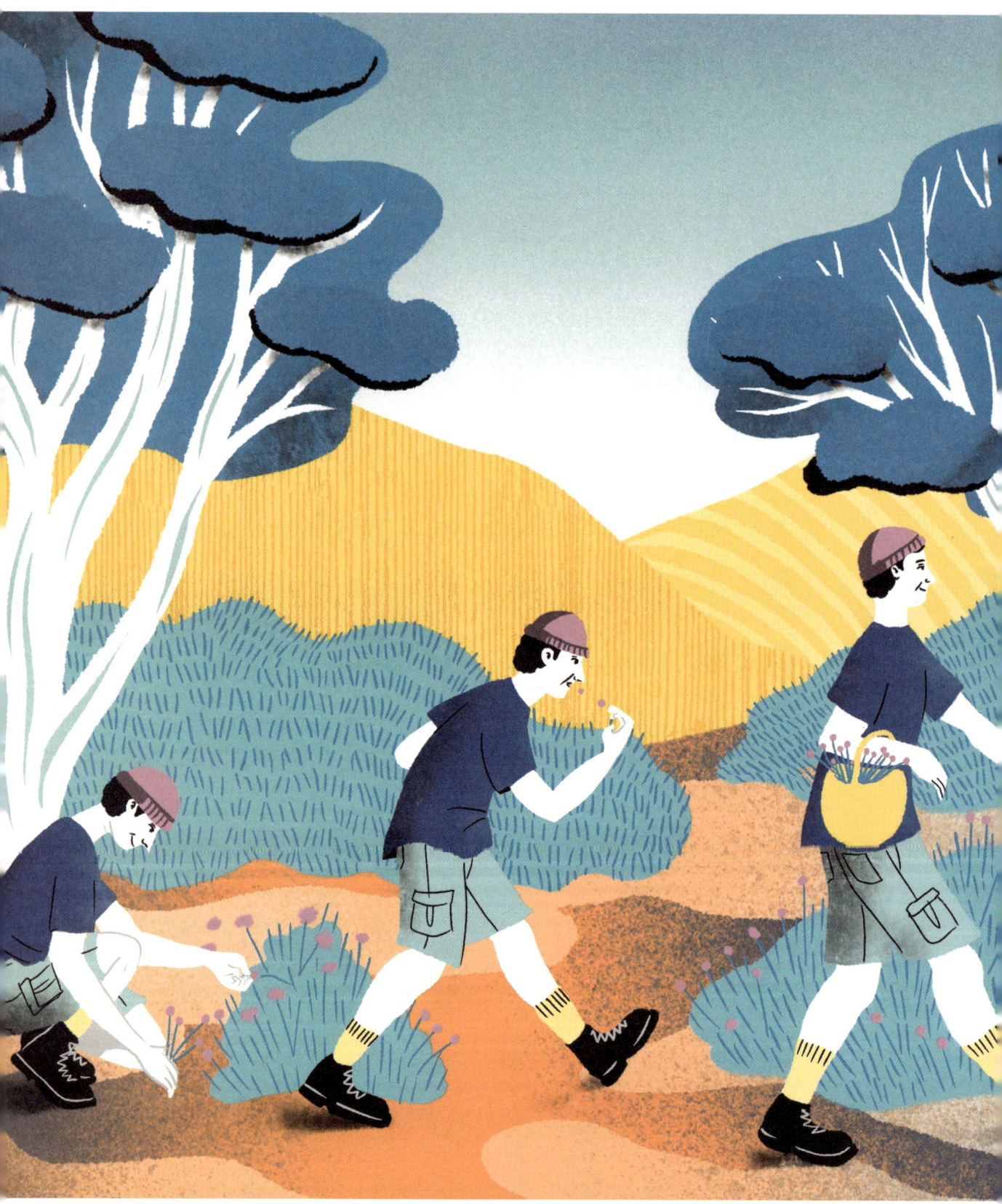

Foraging!

Foraging ist weit mehr, als hinaus in die Natur zu gehen, um Essbares zu sammeln. Es geht dabei auch um Forschungsgeist und wissenschaftliche Herangehensweisen, die Entwicklung einer unmittelbaren Beziehung zur Natur, deren genaue Beobachtung und Bewahrung. Wer Forager werden will, muss sich die Fähigkeiten und Kenntnisse aneignen, die es braucht, um wild wachsende essbare Pflanzenarten in der freien Natur zu erkennen und gezielt zu sammeln.

Es gibt Wurzeln mit unerwartetem Geschmack, Blätter mit intensiven, nuancenreichen Aromen und Kräuter, die Rezepten eine besondere Note verleihen können. Die Nahrungssuche in der Natur erfordert viel Wissen über die im jeweiligen Erkundungsgebiet vorkommenden Wildpflanzen und entsprechendes Know-how, um für den Verzehr geeignete von ungenießbaren oder gar giftigen Arten unterscheiden zu können. Besorgen wir uns also ein Bestimmungsbuch oder Foraging-Handbuch, um uns über die häufigsten botanischen Arten zu informieren, die in unserer Umgebung (durchaus auch in städtischen Grünanlagen) wachsen.

Wer sich Nahrung aus der Natur holt, muss auch wissen, wann diese oder jene Pflanze gesammelt werden sollte. So kann man zum Beispiel in den gemäßigten Breiten der Nordhalbkugel im Januar Sternblume, Sauerampfer und Wiesenkerbel, im April Bärlauch, im Juni wilde Kamille, Geißblatt und Holunderblüten, im September Hagebutten und im November Haselnüsse, Schlehen und Walnüsse finden.

Durch das Suchen und Sammeln beschäftigen wir uns eingehender mit Böden und Klima, entwickeln Sensibilität für die gesundheitliche Verfassung der Lebensräume, die wir erkunden, und Bewusstsein für die Bedeutung ihrer Erhaltung. Nicht selten lassen sich kuriose Phänomene beobachten, wie etwa eine Blüte mitten im Winter oder späte Fröste im Frühjahr, was die normalen Entwicklungszyklen von Pflanzen durcheinanderbringt und Hinweis für klimatische Veränderungen ist.

Informiere dich vor jeder geplanten Wanderung über Wildkräuter, die du in dem Gebiet, in das du aufbrechen willst, finden könntest. Erstelle eine Liste mit den Namen der im jeweiligen Lebensraum vorkommenden Arten und versuche, dir die Form der Blätter, Blüten, Wurzeln und sonstige Merkmale der einzelnen Arten einzuprägen, damit du sie unterwegs gleich erkennen kannst.

FORAGING-REGELN

Es gibt einige Grundregeln, die wir als echte Forager zu beachten haben:

- Hinterlasse keine Spuren und versuche bestmöglich, das Erbe der Natur für die Zukunft zu bewahren.
- Gib den Pflanzen, die du sammelst, die Möglichkeit, sich zu vermehren: Schneide nur den oberen Teil ab, ohne die Wurzeln auszureißen.
- Sammle nur auf Böden, die Gemeingut sind und nicht durch Luft- und Wasserverschmutzung belastet sind.
- Sammle nur so viel, wie du wirklich brauchst (Stichwort Lebensmittelverschwendung), und lass genug übrig – für andere Forager und die Tierwelt.
- Gib dein Wissen weiter und höre nie auf zu lernen und deine Kenntnisse zu vertiefen.
- Verletze Bäume nicht durch Entfernen der Rinde und zapfe Säfte nur ab, wenn du die richtige Technik beherrschst.
- Informiere dich über geschützte Arten, die in dem jeweiligen Gebiet vorkommen. In vielen Gegenden gibt es Sammelverbote, die strikt einzuhalten sind.

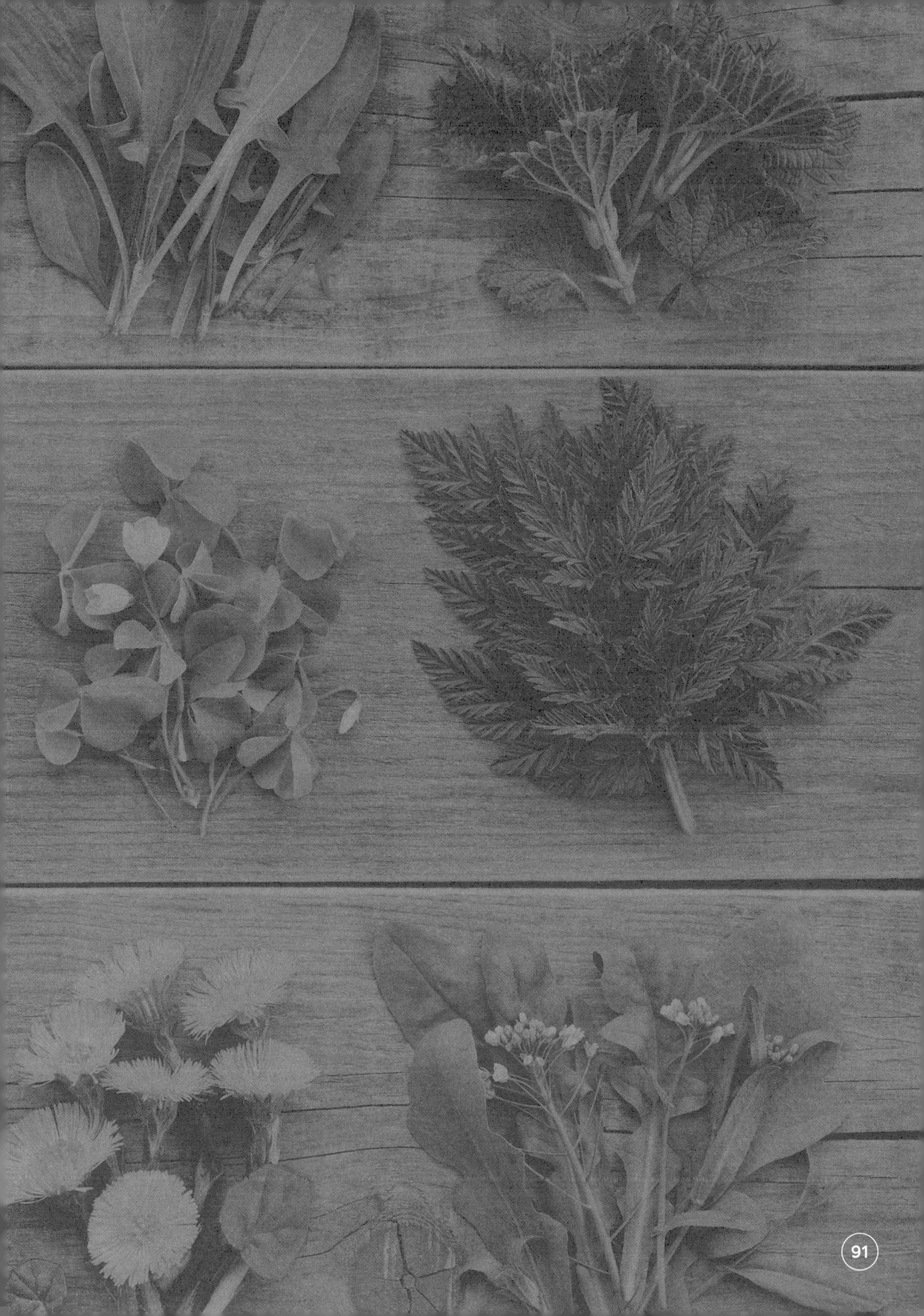

Ein Herbarium anlegen

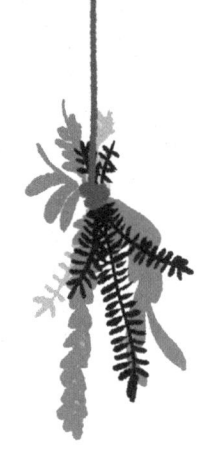

Ein Herbarium ist eine Sammlung von Pflanzen, die klassifiziert, getrocknet, gepresst und auf ein Blatt Papier geklebt werden. Es enthält auch Informationen wie den wissenschaftlichen Namen, das Datum und den Fundort bzw. Standort oder Wuchsort der jeweiligen Pflanze und andere Details, die für ihre Beschreibung nützlich sind. Die Seiten eines Tagebuchs dafür zu nutzen kann ein wertvolles Hilfsmittel sein, um essbare Pflanzen zu bestimmen, die wir zuvor gesammelt und untersucht haben.

Wann immer wir auf eine Pflanzenart stoßen, die wir für genießbar halten und noch nicht katalogisiert haben, können wir sie in unser Herbarium aufnehmen (sofern es sich nicht um eine geschützte Art handelt). Dabei versuchen wir, die verschiedenen Teile der Pflanze, auch die Wurzeln, möglichst unversehrt zu erhalten. Wenn wir Beeren finden, schneiden wir den Zweig ab, an dem sie wachsen, damit wir auch die Blätter, Knospen und andere Details genau betrachten können. Es macht keinen Sinn, zu viele verschiedene Arten auf einmal zu sammeln. Vielmehr sollte man sich für jedes Exemplar genügend Zeit nehmen und gründlich recherchieren. Wenn wir sicher sind, dass wir die gesammelte Art identifiziert haben und dass sie essbar ist, können wir die Pflanze auf eine freie Seite im Tagebuch kleben oder sie zeichnen und ausmalen. Dabei versuchen wir, die Form und Anordnung der Blätter, die Konturen und Farben der Blüten und andere Einzelheiten möglichst getreu wiederzugeben. Dann schreiben wir den Trivialnamen, den wissenschaftlichen Namen, den Fundort und die für das Sammeln der betreffenden Pflanze beste Zeit im Jahr dazu. Wir können auch ihren Geschmack beschreiben und uns überlegen, für welches Gericht sie sich als Zutat eignen könnte.

Verwende die Seiten deines Tagebuchs, um essbare Pflanzenarten zu katalogisieren, die du auf deinen Streifzügen sammelst. Diese Belege müssen nicht direkt aufeinanderfolgen, beginne einfach auf der ersten freien Seite.

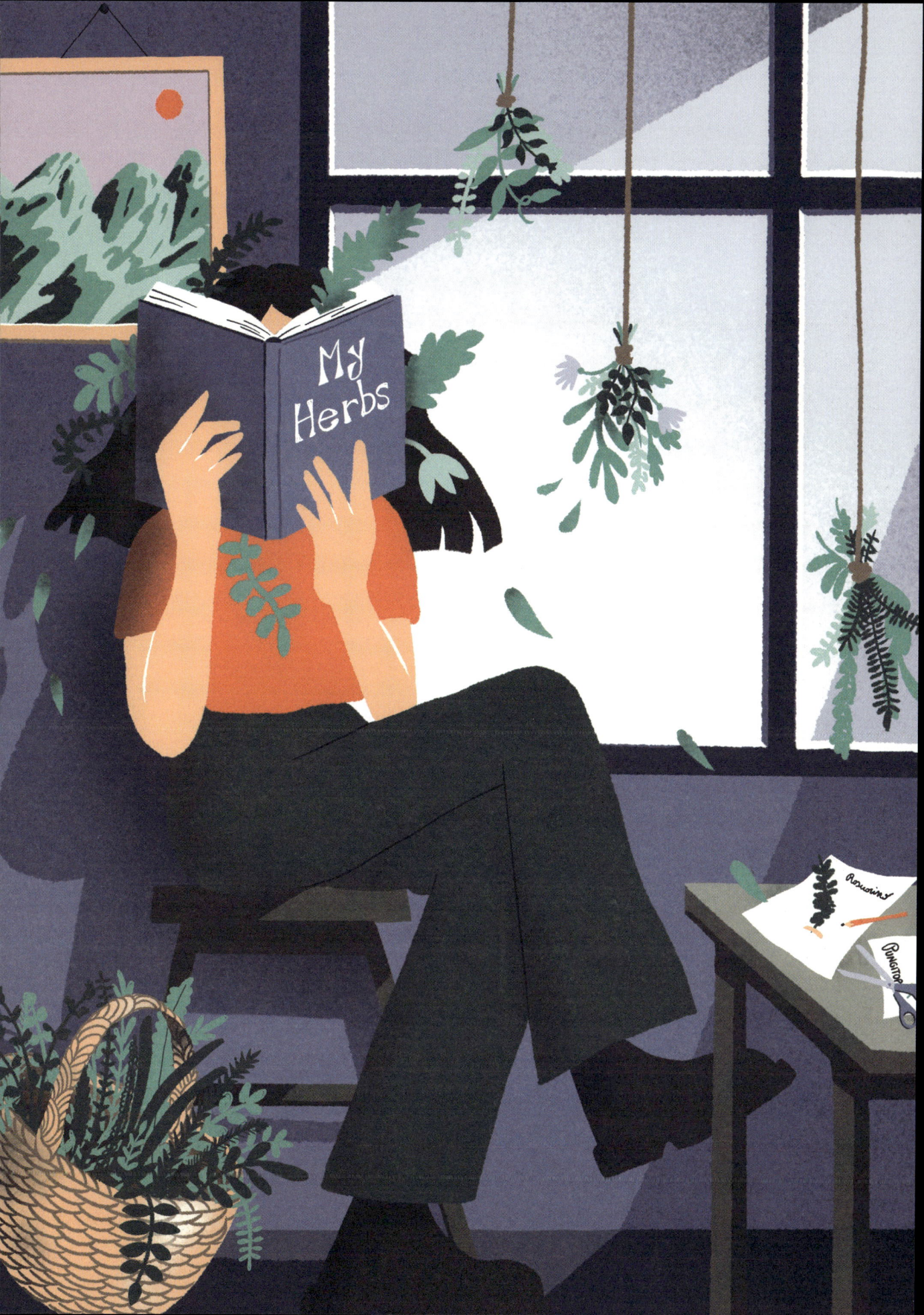

DAS HERBARIUM DES DIOSKURIDES

Das älteste bekannte Herbarium ist das des Dioskurides von Anazarbos, einem griechischen Arzt und Botaniker aus Kilikien, der im 1. Jahrhundert n. Chr. in der Epoche des Kaisers Nero nach Rom kam, wo er sein Hauptwerk *De materia medica* verfasste. Das älteste illustrierte Exemplar dieses Buches ist der *Wiener Dioskurides*, der 400 Miniaturen und mehr als 600 Heilpflanzenarten enthält. Das Buch wird in der Österreichischen Nationalbibliothek in Wien aufbewahrt.

Der Überlieferung nach wurde es um das Jahr 512 n. Chr. von der Bevölkerung Konstantinopels als Dank für den Bau einer christlichen Kirche an Anicia Juliana, eine einflussreiche römische Aristokratin, übergeben.

Außerdem gibt es den *Dioscurides Neapolitanus*, der in der Biblioteca Nazionale in Neapel aufbewahrt wird. Dieses Herbarium besteht aus 170 Blättern, die mit wunderschön kolorierten Miniaturen bekannter Heilpflanzen illustriert sind. Zusätzlich gibt es einen schriftlichen Kommentar, der die einzelne Pflanze, ihren Lebensraum und ihre therapeutische Verwendung beschreibt.

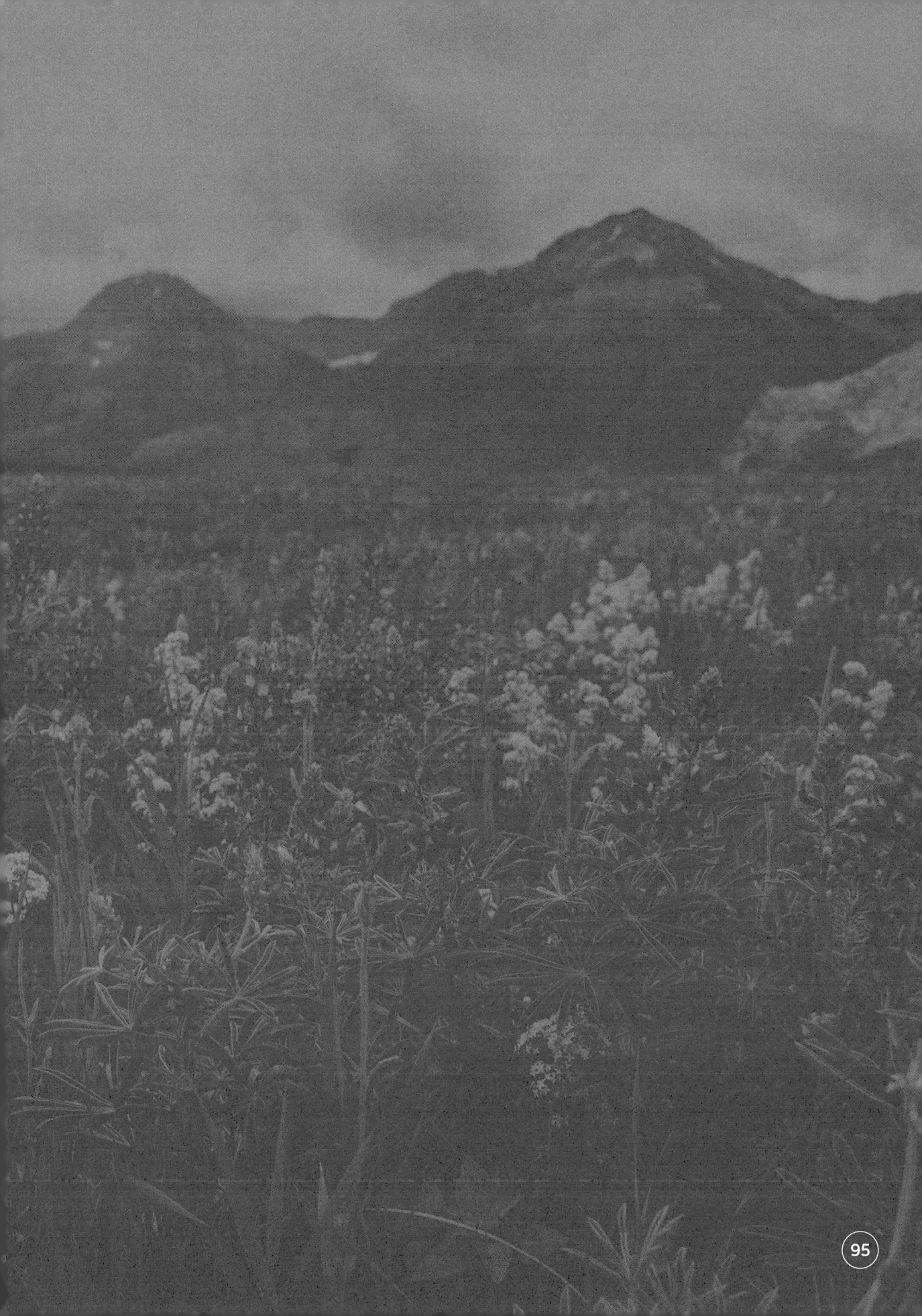

Foraging-Equipment

Die richtige Ausrüstung und geeignetes Werkzeug können sehr hilfreich sein, wenn wir uns bei unseren Exkursionen auf die Suche nach wild wachsender Nahrung machen. In jedem Fall ist es ratsam, immer etwas bei sich zu haben, mit dem man Gefundenes pflücken und transportieren kann.

Was in keinem Rucksack fehlen darf, ist eine Schere oder ein Taschenmesser. Damit können wir den Teil der Pflanze ernten, der uns interessiert, ohne den Rest zu beschädigen. Mit einer Schere kann man präziser schneiden, aber wer sich an ein Messer gewöhnt, wird es irgendwann vorziehen, weil es sich vielseitiger einsetzen lässt. Vergessen wir nicht, einen platzsparend gefalteten Leinenbeutel in den Rucksack zu stecken. Leinen hat den Vorteil, dass beispielsweise Kräuter vom Zeitpunkt der Ernte bis zur Verwendung in der Küche schön frisch bleiben. Auch Handschuhe können nicht schaden: Wir werden sie spätestens dann brauchen, wenn wir nesselnde Pflanzen sammeln oder Beeren von dornigen Sträuchern pflücken wollen. Natürlich nehmen wir auch unser Herbarium und, wenn möglich, ein Botanikbuch im Taschenbuchformat mit, um Kräuter, Früchte und andere essbare Dinge bestimmen zu können.

> **Packe für deine Expedition die Ausrüstung zum Sammeln von Nahrung in der Natur in deinen Rucksack. Mache Notizen in deinem Tagebuch und zeichne auf deinen Wegekarten die Orte ein, die besonders reich an Früchten, Beeren, Kräutern und anderem Essbaren sind. So kannst du immer nachschlagen, wo wild wachsende Zutaten zu finden und zu sammeln sind.**

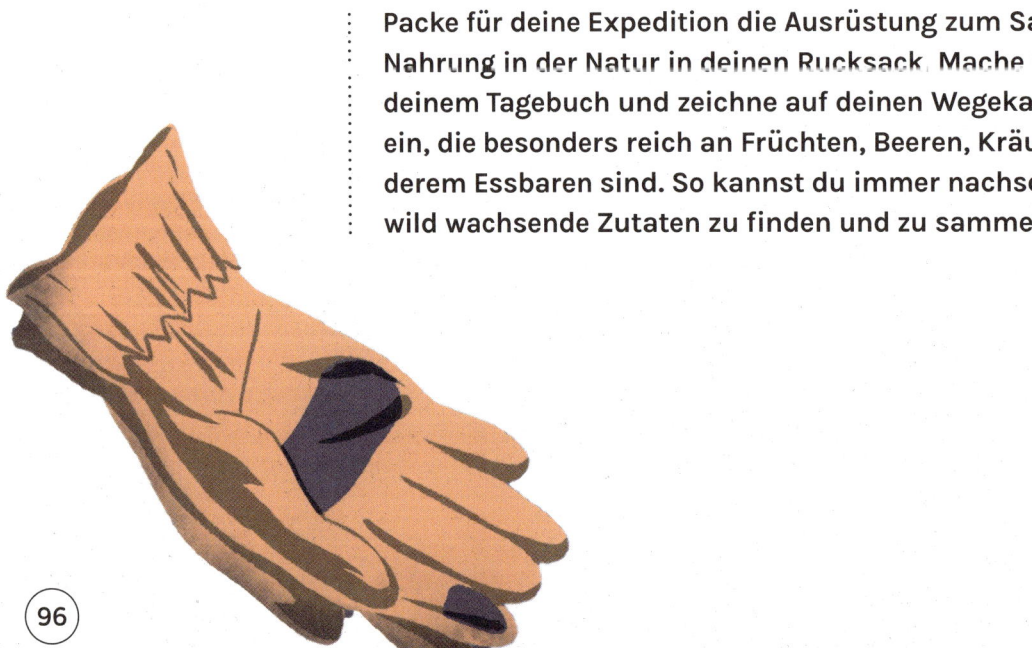

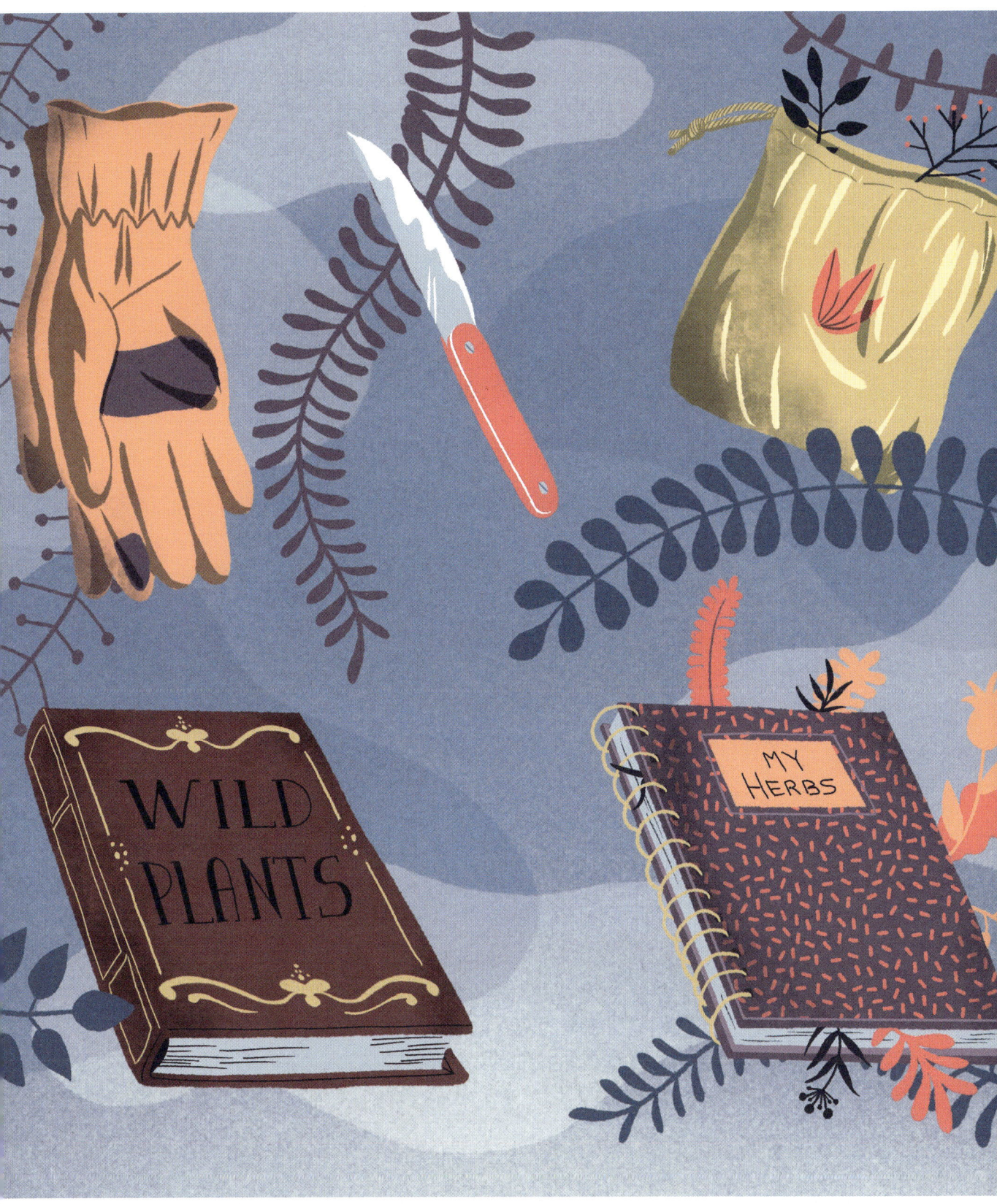

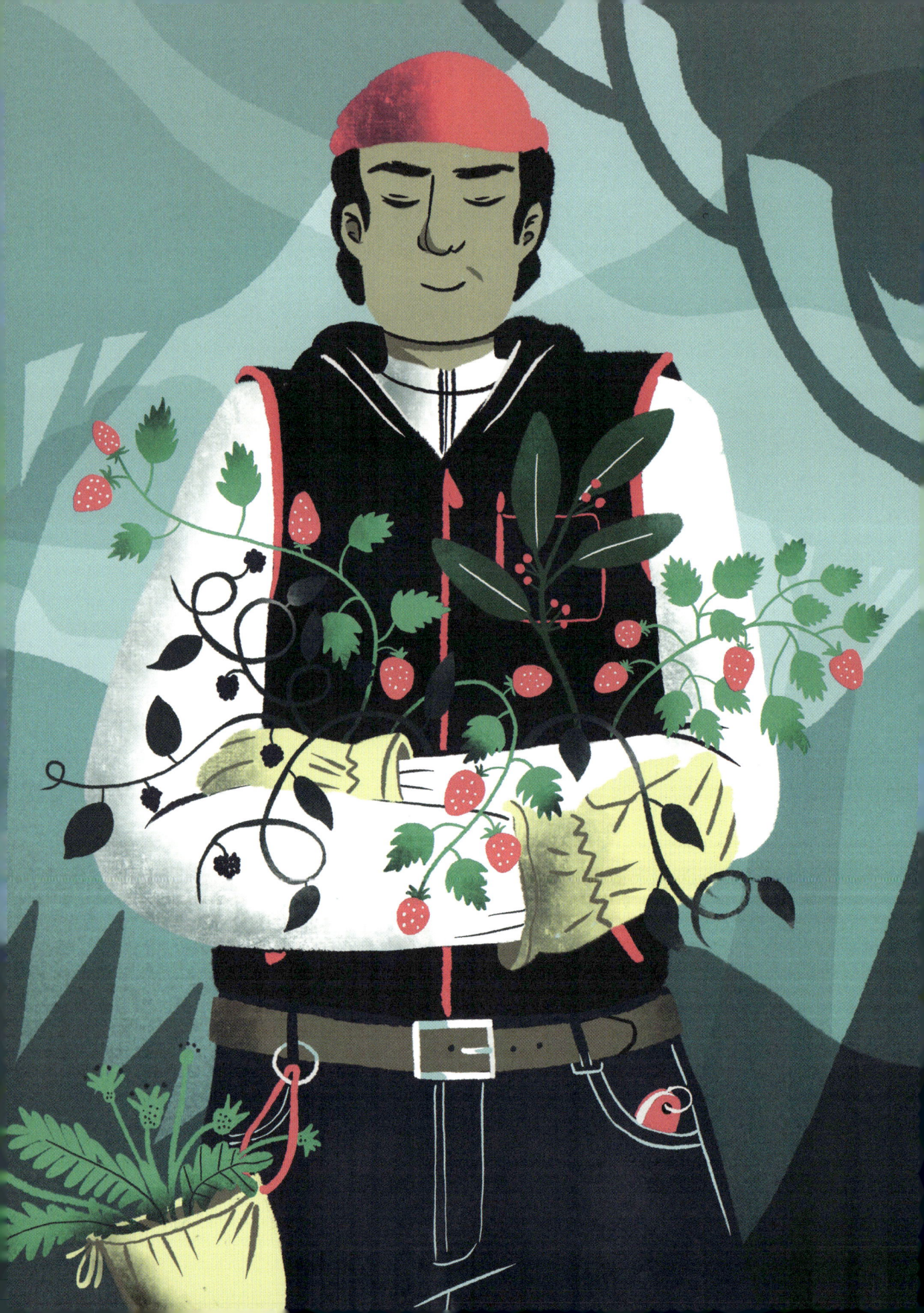

Wildfrüchte

Kleine Wildfrüchte, die wir in Wald und Flur finden, haben einen kräftigen, ungewohnten und viel intensiveren Geschmack als Obst, das wir normalerweise in Geschäften oder auf Märkten kaufen. Daher wollen wir uns näher mit den Früchten beschäftigen, die wir auf unseren Ausflügen sehen, und sie in unser Herbarium aufnehmen. So können wir die essbaren Arten katalogisieren, die uns am besten schmecken, und auch die giftigen, die wir meiden müssen.

Wenn wir im Sommer oder Herbst in einem Wald oder auf Feldwegen unterwegs sind, werden wir bei genauerem Hinsehen etliche Früchte entdecken, von denen wir beim Gehen naschen können. Doch bevor wir aufbrechen, recherchieren wir, welche Arten von Wildfrüchten in dem Gebiet, das wir erkunden wollen, wachsen könnten.

Manche werden uns vertrauter als andere sein, beispielsweise Himbeeren, Heidelbeeren oder auch Esskastanien. Aber es gibt noch Dutzende anderer Arten, die weniger bekannt sind und auf deinen Touren entdeckt werden wollen. Schau im Internet oder in einem Botanikbuch nach, wie man Erdbeerbaum (*Arbutus unedo*), Berberitze (*Berberis vulgaris*), Kornelkirsche (*Cornus mas*), Wacholder (*Juniperus communis*), Weiße Maulbeere (*Morus alba*), Schlehdorn (*Prunus spinosa*), Brombeere (*Rubus ulmifolius*) oder Schwarzen Holunder (*Sambucus nigra*) erkennt. Probiere von jeder Pflanze die Früchte, nimm ein Exemplar mit und widme der jeweiligen Art eine Seite in deinem Tagebuch, indem du sie zeichnest und ihre Eigenschaften beschreibst. Doch Vorsicht! Es gibt Wildfrüchte, die für unsere Gesundheit gefährlich sind, weshalb es umso wichtiger ist, diese zu erkennen und zu meiden.

Wer sich mit der großen Vielfalt an Wildfrüchten in der Natur eingehend befasst, lernt schnell, was essbar ist und was nicht. Wenn du auf deinen Streifzügen eine Wildfrucht findest, zeichne sie. Versuche dabei, die Formen, Proportionen und Farben genau zu erfassen, damit du sie in Zukunft leichter wiedererkennst. Katalogisiere auch ungenießbare Arten und versuche, sie sorgfältig zu zeichnen und zu beschreiben, um gefährliche Vergiftungen zu vermeiden.

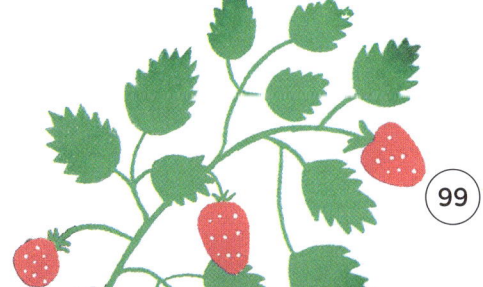

Wildkräuter

Foraging gibt uns die Möglichkeit, Hunderte von verschiedenen Wildkräutern für die Zubereitung von außergewöhnlichen Speisen zu verwenden. Es gibt Kräuter mit frischem oder herbem, würzigem oder pikantem Geschmack, unzählige Aromen und Düfte. Das Wissen darüber kann nützlich sein, um unsere Ernährung mit Lebensmitteln zu bereichern, die nicht nur gesund sind, sondern obendrein kostenlos zur Verfügung stehen.

Das Erkennen der häufigsten Wildpflanzen ist eine wichtige Sache. Daher solltest du dich näher mit den nachstehend angeführten Arten befassen, da diese die Grundlage für dein persönliches Herbarium essbarer Pflanzen bilden.

Der Löwenzahn (*Taraxacum officinale*) hat kräftige Wurzeln. Seine Blüten sind tiefgelb und haben lange, hohle Stiele. Wenn der Löwenzahn verblüht, wird er zur »Pusteblume«. Seine länglichen Blätter gehen direkt von der Wurzel aus. Er ist weit verbreitet, wächst in offenen Bereichen, und sowohl die Blätter als auch die Blüten sind essbar.

Der Borretsch (*Borago officinalis*) zeichnet sich durch große blaue Blüten mit sternförmigen Blütenblättern aus, der gesamte Stängel ist von einem feinen hellen Flaum überzogen. Es handelt sich um eine krautige Pflanze, die sonnige Standorte bevorzugt. Geerntet wird der in der traditionellen Küche verschiedener Regionen Europas geschätzte Borretsch im Sommer.

Die Brennnessel (*Urtica dioica*) ist eine nesselnde Pflanze, die Blätter mit unregelmäßigen gezackten Rändern und gräulich-weiße Blüten aufweist. Sie wächst das ganze Jahr über in Wäldern und in der Nähe von Wasserläufen. Besonders junge Brennnesseln ergeben ein wohlschmeckendes Wildgemüse, und wenn man sie kocht, stechen sie nicht mehr.

Der Gemeine Spargel (*Asparagus officinalis*) ist ein Halbstrauch mit aufrechten weißen oder grünen Stängeln. Als besonders schmackhaft gelten die jungen Triebe. Man findet ihn im Frühjahr, meist am Rand von Laubwäldern.

Suche in Bestimmungsbüchern nach Kräutern, die an den Orten wachsen, die du erkunden möchtest, erweitere dein Herbarium und katalogisiere so viele Arten wie möglich.

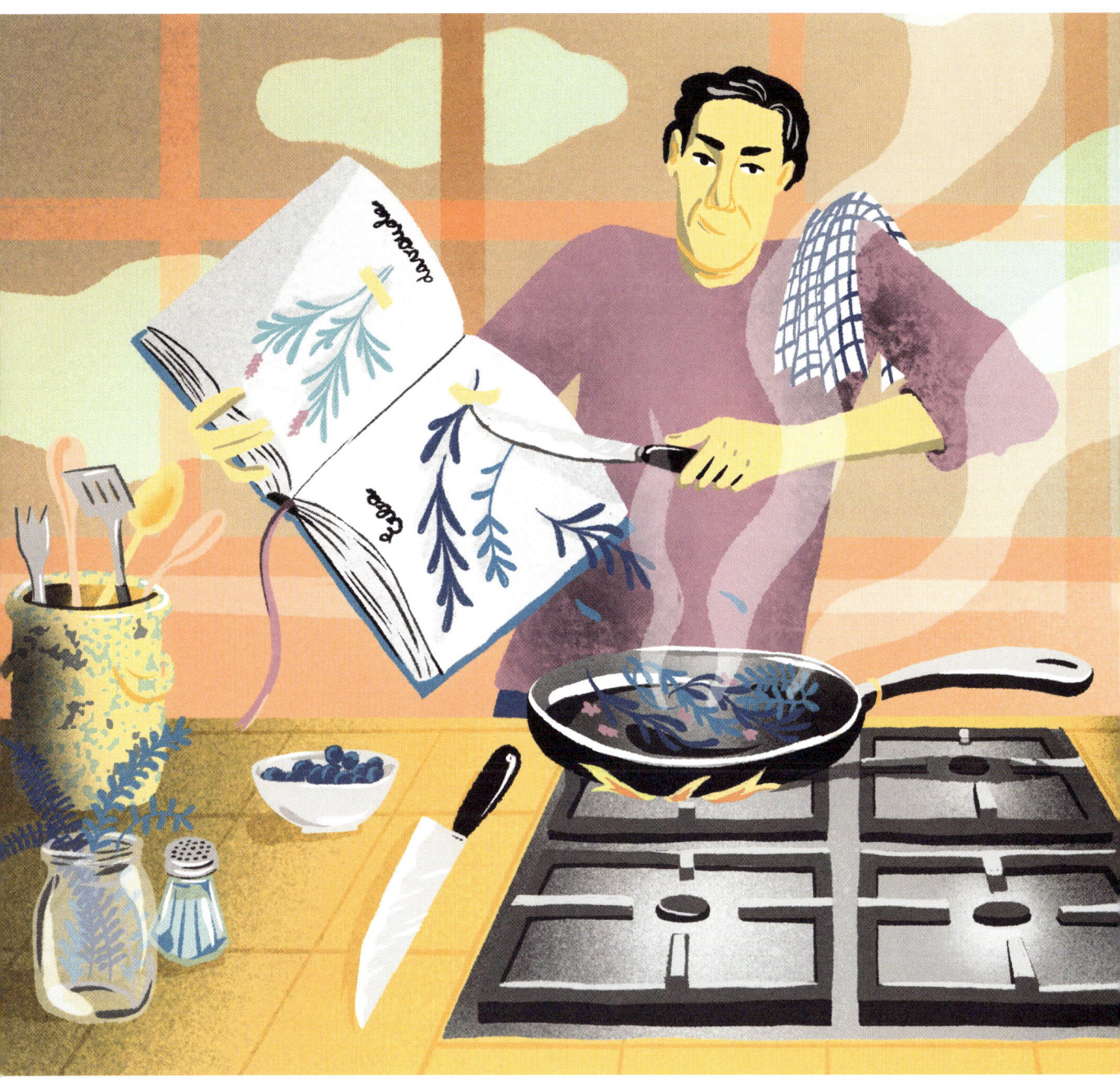

Verwende dein Tagebuch, um die Wildkräuter zu katalogisieren, die du auf deinen Wanderungen sammelst. Bedenke, dass nicht immer alles von einer Wildpflanze essbar ist. In manchen Fällen ist nur ein Teil genießbar, und manchmal muss man warten, bis die Pflanze ein bestimmtes Wachstumsstadium erreicht, um sie zum Kochen verwenden zu können. Schau immer in einem Botanikbuch nach oder konsultiere andere verlässliche Quellen, und vermeide es unbedingt, etwas zu essen, das du nicht kennst.

101

Bäume zum Essen

Nichts verbindet uns stärker mit der Natur als das Essen direkt von einem Baum. Das heißt jetzt nicht, dass wir auf einen Stamm klettern und wie ein Koalabär Blätter in uns hineinstopfen sollen. Vielmehr geht es darum, Laub- und Nadelbäume als wunderbare Nahrungsquelle in Betracht zu ziehen. Einige Bäume haben genießbare Teile, die gewonnen oder geerntet und gegessen werden können, manchmal sogar, ohne sie kochen zu müssen. Konsultiere ein Bestimmungsbuch oder ein spezifisches Lehrbuch über Wildpflanzen und deren Verwendung für den menschlichen Verzehr, um herauszufinden, welche Arten in deiner Gegend sich zum Sammeln eignen.

Du wirst feststellen, dass es zahlreiche Arten gibt, deren Rinde, Blätter, Zweige, Samen, Pollen, Wurzeln, junge Triebe, Blüten und Säfte genießbar sind. Zum Beispiel können wir von der Birke (*Betula*) den inneren Teil der Rinde, das sogenannte Phloem, essen, während die jungen Blätter im Frühjahr als gekochtes Blattgemüse munden. Dieser Baum ist auch reich an Saft, den wir sammeln und trinken können. Der aus der Birkenart *Betula verrucosa* gewonnene Saft wird seit Jahrhunderten wegen seiner zahlreichen wohltuenden Wirkungen auf den menschlichen Körper geschätzt und genutzt. Dieses natürliche Heilmittel hat bemerkenswerte entgiftende, entwässernde, entzündungshemmende und schmerzlindernde Eigenschaften.

Erweitere deine Suche auf die genießbaren Teile von Buche, Linde, Ahorn, Maulbeerbaum, Pappel, Eiche, Nussbaum, Weide und viele Nadelbäume wie die Fichte.

Benutze dein Tagebuch, um Bäume zu dokumentieren, die du auf deinen Wanderungen siehst und die dir Essbares bieten. Denke daran, den Baum zu zeichnen, und versuche, seine markantesten Merkmale (Blätter, Rinde, Samen, Früchte oder Blüten) möglichst genau abzubilden. Recherchiere die jeweilige Art immer gründlich und lerne so viel wie möglich über sie, einschließlich der möglichen Verwendung ihrer essbaren Teile in der Küche. Schlage immer in einem Bestimmungsbuch nach oder konsultiere andere verlässliche Quellen und iss nie etwas, das du nicht kennst.

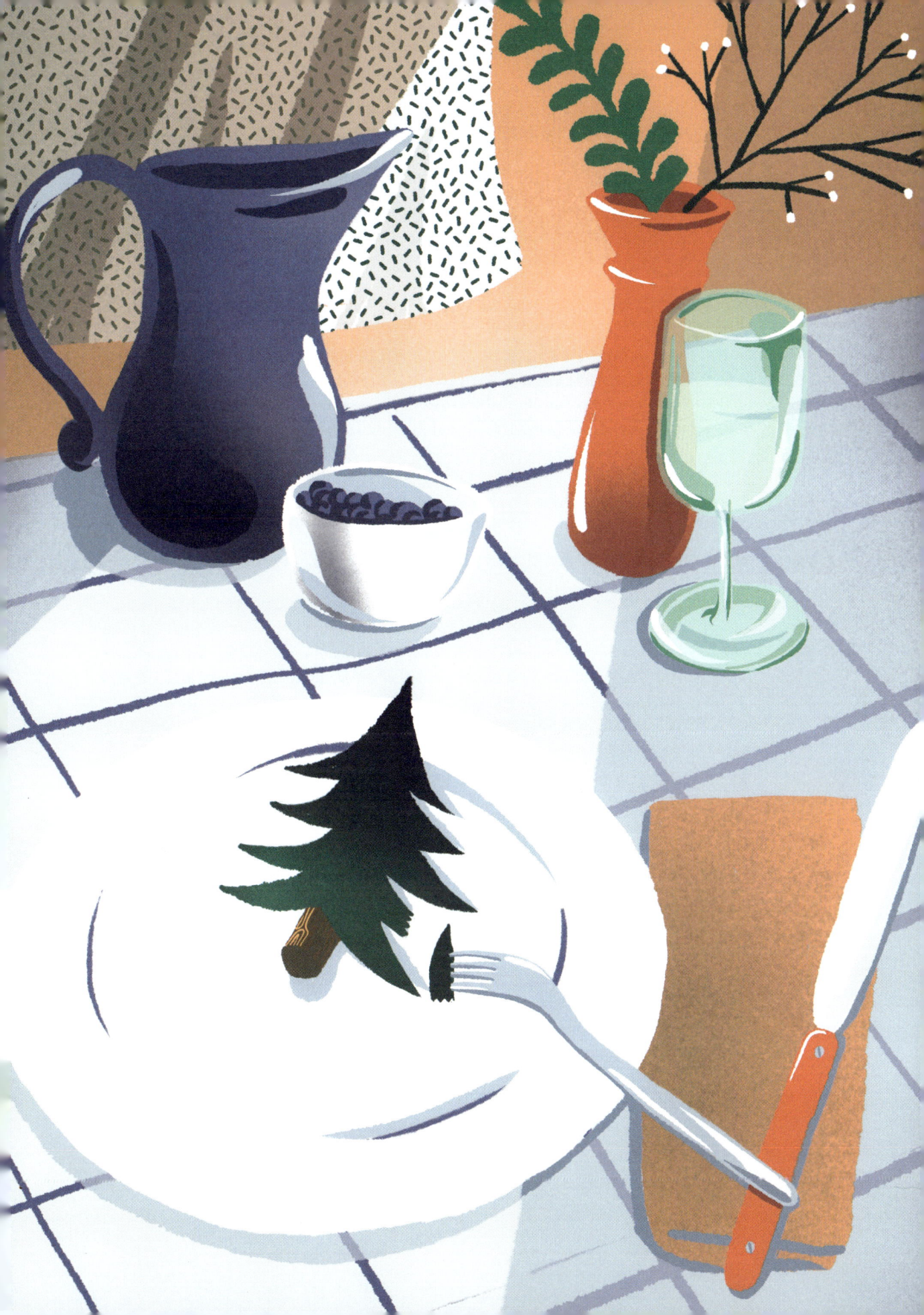

Das Volk der Pilze

Neben dem Tier-, Mineralien- und Pflanzenreich gibt es das riesige Reich der Pilze, das Millionen von Arten umfasst. Pilze sind überall auf der Welt verbreitet. Sie sind weder Pflanzen noch Tiere, aber mit beiden verwandt, also eine Art Hybrid. Die merkwürdigen Lebewesen bestehen aus dünnen Fäden, die von sehr langen Zellen gebildet werden. Diese sogenannten Hyphen befinden sich unter der Erde, wo sie ein Netzwerk, das Myzel, bilden. Was wir gemeinhin als Pilz bezeichnen, ist nur der Fruchtkörper.

Anders als Pflanzen sind Pilze nicht in der Lage (ebenso wenig wie Tiere), lebenswichtige Nährstoffe zu produzieren. Und sie brauchen kein Licht zum Überleben. Sie vermehren sich durch Sporen, die vom Wind oder Tieren weitergetragen werden, besitzen keine saftführenden Elemente und ernähren sich von organischen Substanzen, die von anderen Organismen produziert werden. Pilze beziehen ihre Nahrung auf drei unterschiedliche Arten.

Als Saprophyten verarbeiten sie organisches Material von Pflanzen oder Tierkadavern. Parasitäre Pilze ernähren sich von lebenden Organismen, die sie dabei zum Absterben bringen. Symbiotische Pilze leben hingegen in einer Art Partnerschaft mit einer Wirtspflanze, von der sie sich ernähren, ohne sie zu schädigen. Das haben wir beispielsweise bei dem unterirdischen Hyphengeflecht gesehen, das Bäume miteinander verbindet und Nährstoffe mit den Wurzeln austauscht, die es besiedelt.

Wenn wir einen Pilz finden, müssen wir ihn sehr genau betrachten. Wir können ihn fotografieren oder in unser Tagebuch zeichnen, um später in einem Pilzbuch oder im Gespräch mit einem Pilzkundler oder einer Pilzkundlerin mehr über ihn herauszufinden. Wenn es sich um eine essbare Art handelt, kannst du sie mit einer möglichst genauen Beschreibung in dein Herbarium aufnehmen. Iss niemals einen Pilz, wenn du dir nicht hundertprozentig sicher bist, dass er genießbar ist.

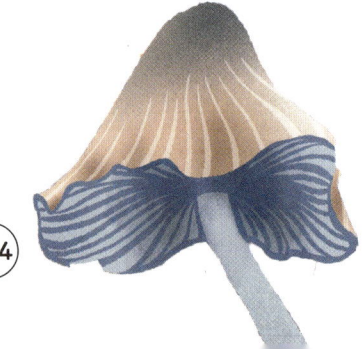

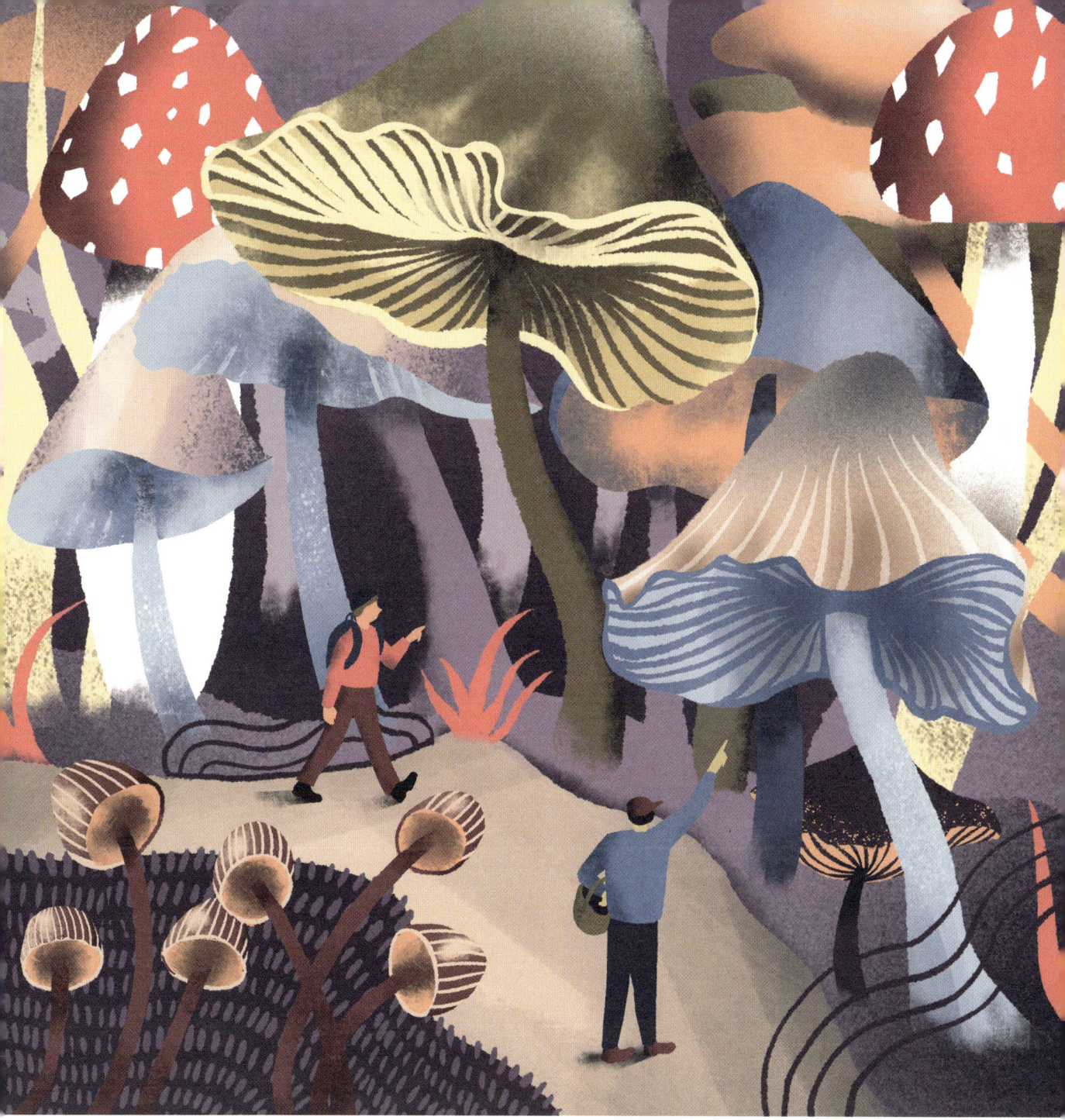

Wenn du einen Pilz siehst und sammeln willst, schneide ihn mit einem Messer an der Basis ab. Achte darauf, dass das Geflecht im Boden keinen Schaden nimmt. Vernichte keine ungenießbaren Pilze, sie sind für andere Lebewesen von Nutzen. Verwende deine Forager-Ausrüstung, um zweifelsfrei als Speisepilze erkannte Exemplare zu sammeln und zu transportieren. Zeichne diese auf die Seiten deines Tagebuchs, um dein Herbarium zu erweitern. Auch hier gilt: Schlage immer in einem Bestimmungsbuch nach oder konsultiere andere verlässliche Quellen und iss nie etwas, das du nicht kennst.

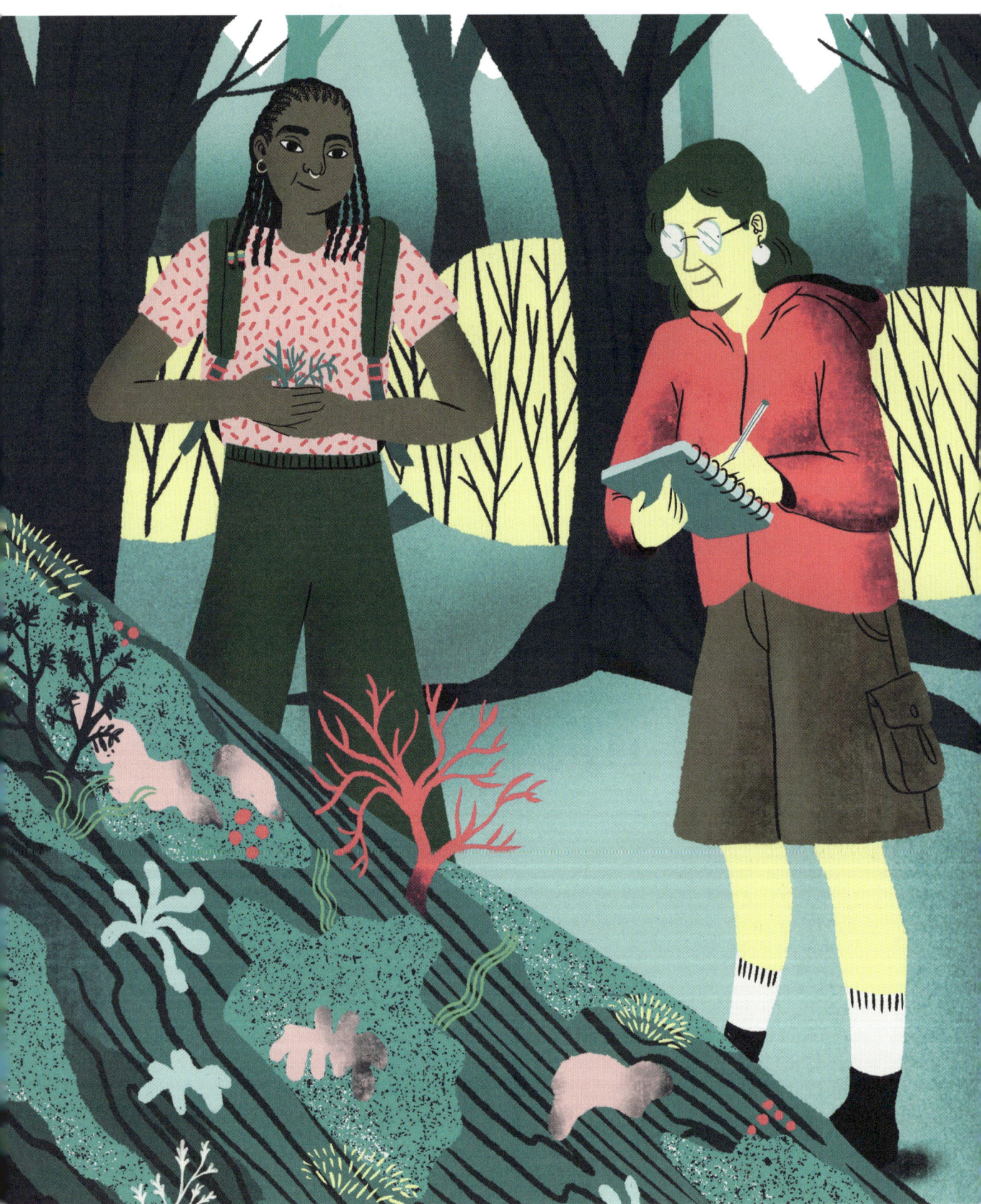

Auf der Jagd nach Flechten

Im Jahr 1867 definierte der Schweizer Botaniker Simon Schwendener eine Flechte (*Lichen*) als Doppelorganismus, der aus Pilz und Alge besteht. In dieser Symbiose produziert die Alge durch Fotosynthese Nahrung für den Pilz. Dieser wiederum versorgt die Alge mit dem Wasser und den Mineralien, die sie zum Überleben braucht. Flechten wachsen nur sehr langsam, nur wenige Millimeter pro Jahr, können aber unter den widrigsten Bedingungen jahrhundertelang überleben.

Es gibt viele Flechtenarten, die gesammelt und gegessen werden können. Allerdings ist dabei Vorsicht geboten, da diese Organismen giftige Stoffe aus der Luft aufnehmen. Deshalb sollte man Sammelgebiete auswählen, die möglichst unbelastet sind.

Viele Flechten siedeln sich auf Bäumen an und überziehen das Holz wie ein weißgrüner Teppich. Ein Beispiel dafür ist die *Evernia prunastri*, auch bekannt als Eichenmoos, das nicht nur genießbar ist, sondern auch als Duftstoff in der Parfümerie Verwendung findet. In kalten Gegenden der nördlichen Halbkugel wächst hingegen die *Cladonia rangiferina*, die Rentieren und Karibus als Nahrung dient. In den Alpen findet man die *Cetraria islandica*, die essbar und reich an Mineralien ist. Die Wüste wiederum ist der Lebensraum der *Lecanora esculenta*, die von der Sonne gelöst und vom Wind davongetragen wird, um dann wie Schnee vom Himmel zu fallen. Diese Flechte war das berühmte Manna, das dem Volk Israel während seines biblischen Exodus als Nahrung gedient haben soll. Das in Ostasien weit verbreitete »Felsohr« (*Umbilicaria esculenta*) wird in Japan, Korea und China verzehrt. Und die *Gyrophora umbilicaria* soll anno 1777 die Truppen von George Washington vor dem Hungertod gerettet haben.

Um Flechten essen zu können, bedarf es einer langwierigen Zubereitung. Roh schmecken sie säuerlich, können Giftstoffe enthalten und haben eine für den menschlichen Verzehr ungeeignete Konsistenz.

Vergleiche die Formen und Farben der Flechten, die du in der Natur beobachtest, mit Beschreibungen in einem Botanikbuch, um herauszufinden, ob die jeweilige Art genießbar ist. Wenn du Islandmoos (*Cetraria islandica*) findest, kannst du es als hautberuhigendes Mittel und als Hustentee verwenden.

ISLANDMOOS ALS HEILMITTEL

Islandmoos (*Cetraria islandica*) kann zur inneren Anwendung etwa als Hustentee verwendet werden. Dazu nimmt man zwei Gramm getrockneten Thallus (d.h. den Vegetationskörper der Flechte) für 100 Milliliter Wasser. Um den bitteren Geschmack dieser Flechtenart abzuschwächen, kocht man die Mischung kurz auf, seiht sie ab und gießt Wasser dazu. Vom fertigen Tee kann man zwei, drei Tassen pro Tag trinken.

Zur äußerlichen Anwendung kann der Tee zur Reinigung verwendet werden, indem man einen Wattepad damit tränkt und die betroffenen Hautstellen abtupft.

Reinigend und entzündungshemmend wirkt auch ein Bad: Man gibt etwa Islandmoos ins Badewasser und lässt es eine Zeit lang ziehen.

Den bakteriellen Mikrokosmos kultivieren

Fermentation ist die Umwandlung von organischer Materie durch Zugabe von Bakterien. Lebensmittel werden durch Fermentieren bekömmlicher und liefern viele Nährstoffe. Diese uralte Methode ist in allen Teilen der Welt bekannt, und jede Esskultur hat ihre eigenen Methoden für das Fermentieren. Wir selbst bringen jeden Tag viele fermentierte Lebensmittel auf unseren Tisch: Bier, Wein und andere alkoholische Getränke, Käse, Brot, Joghurt und anderes mehr.

Früher einmal wurde diese Technik hauptsächlich als Konservierungsmethode eingesetzt. Die für die Fermentation bzw. Gärung verantwortlichen Mikroorganismen produzieren Alkohol, Milchsäure und Essigsäure. All das sind biologische Konservierungsmittel, die Nährstoffe erhalten und die Bildung krankheitserregender Keime verhindern. Wenn wir uns das Fermentieren als handwerkliches Verfahren wieder zu eigen machen, indem wir selbst zu Hause damit experimentieren, können wir für unseren Organismus nützliche Bakterien kultivieren. Gleichzeitig lernen wir, wie die Natur uns dabei helfen kann, zahlreiche Lebensmittel verträglicher und geschmacklich interessanter zu machen.

Die Fermentation verändert nicht nur das Aussehen und den Geschmack von Lebensmitteln, sondern bewirkt auch, dass sie länger haltbar und bekömmlicher sind. Darüber hinaus werden Säuren gebildet, die den pH-Wert senken und dadurch die Entwicklung schädlicher Mikroorganismen hemmen. Auch der Vitamingehalt erhöht sich bei der Fermentierung. Fermentierte Lebensmittel sind daher nährstoffreicher und damit gesünder. Die häufigsten Fermentationsarten sind die alkoholische Gärung, die Essigsäure- und die Milchsäuregärung.

Das Kultivieren von Bakterien, die unser Essen gesünder und auch schmackhafter machen, ist eine wunderbare Möglichkeit, um die unendlichen Potenziale zu erforschen, die uns die Natur für unsere Ernährung bietet.

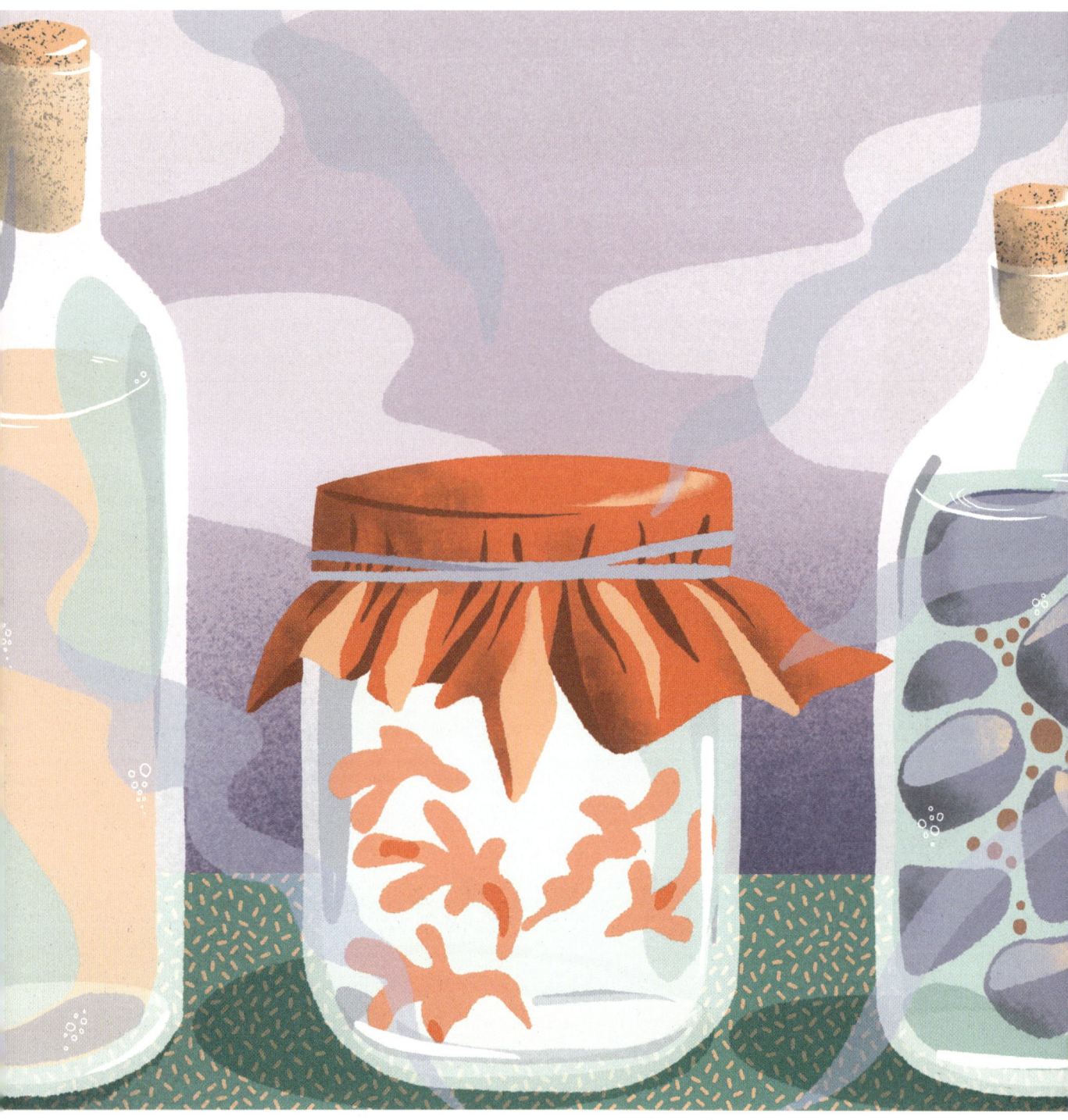

Besorge für deine ersten Fermentationsexperimente eine Kombucha-Kultur
(auch bekannt als *Scoby*), die aus Bakterien und Hefen besteht. Damit kannst
du ein probiotisches Gärgetränk herstellen, das belebend wirkt und angenehm
säuerlich schmeckt. Kombucha hat viele positive Eigenschaften, die Stärkung
des Immunsystems ist nur eine davon. Und die Zubereitung ist nicht schwierig.

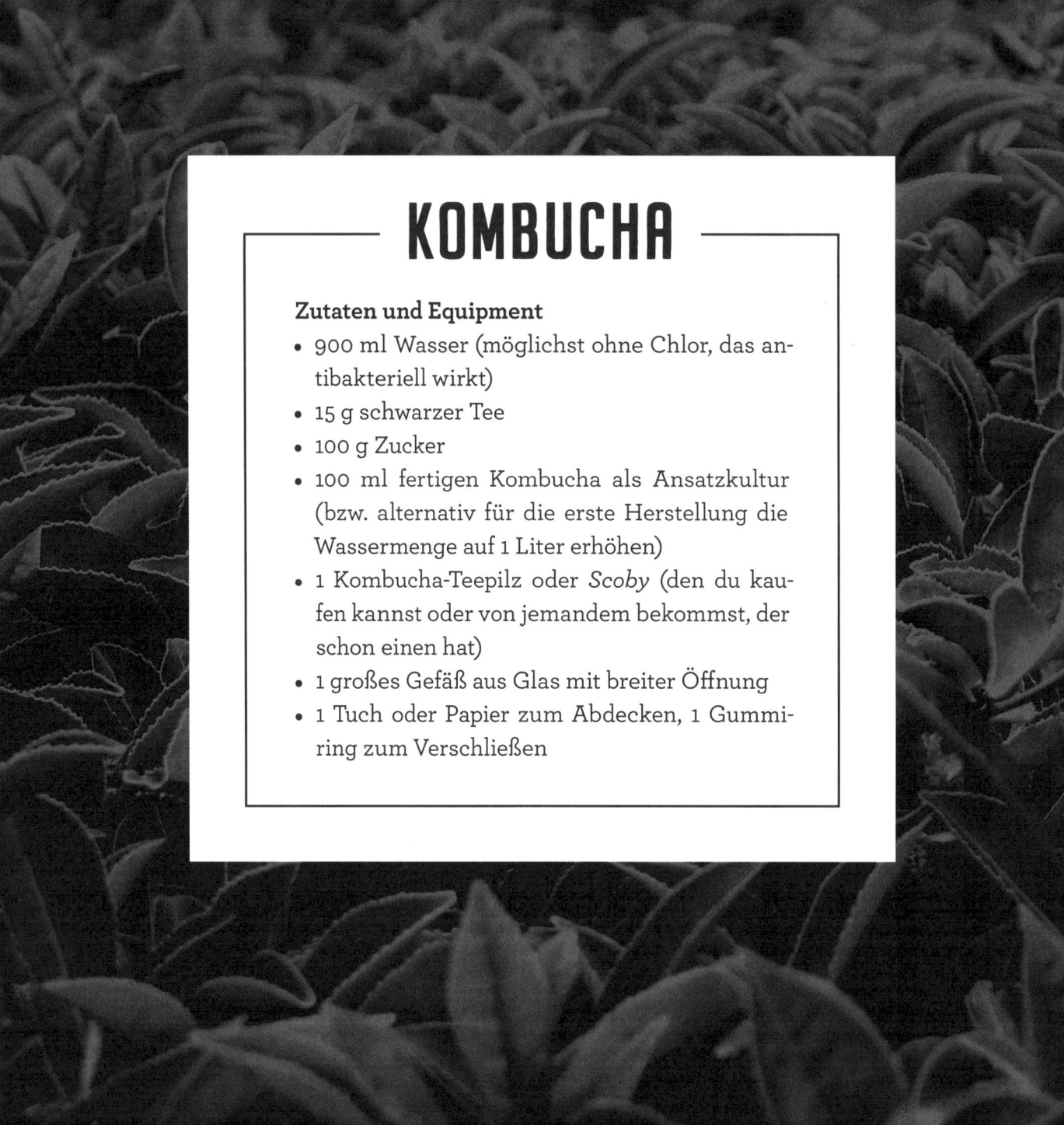

KOMBUCHA

Zutaten und Equipment

- 900 ml Wasser (möglichst ohne Chlor, das antibakteriell wirkt)
- 15 g schwarzer Tee
- 100 g Zucker
- 100 ml fertigen Kombucha als Ansatzkultur (bzw. alternativ für die erste Herstellung die Wassermenge auf 1 Liter erhöhen)
- 1 Kombucha-Teepilz oder *Scoby* (den du kaufen kannst oder von jemandem bekommst, der schon einen hat)
- 1 großes Gefäß aus Glas mit breiter Öffnung
- 1 Tuch oder Papier zum Abdecken, 1 Gummiring zum Verschließen

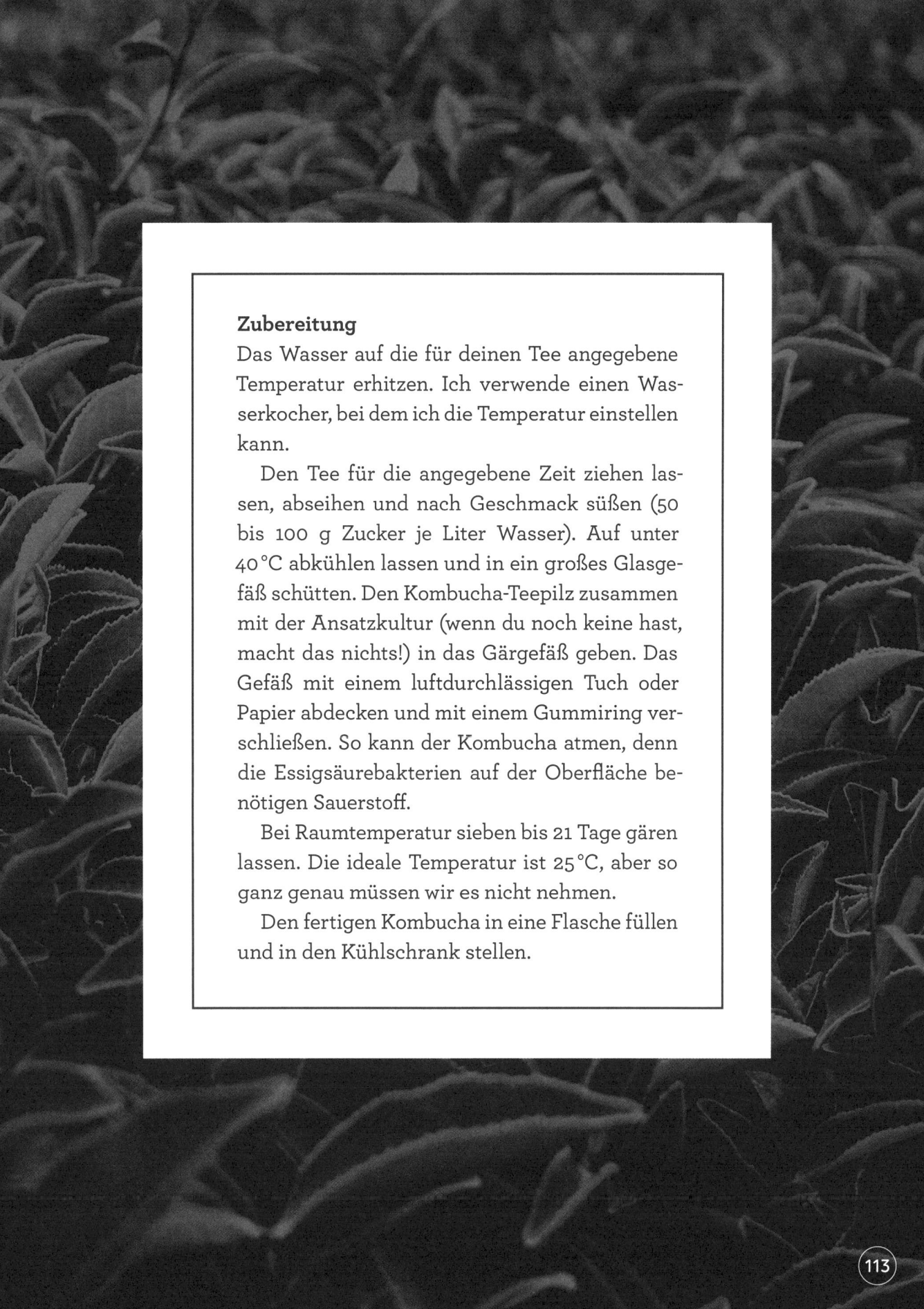

Zubereitung

Das Wasser auf die für deinen Tee angegebene Temperatur erhitzen. Ich verwende einen Wasserkocher, bei dem ich die Temperatur einstellen kann.

Den Tee für die angegebene Zeit ziehen lassen, abseihen und nach Geschmack süßen (50 bis 100 g Zucker je Liter Wasser). Auf unter 40 °C abkühlen lassen und in ein großes Glasgefäß schütten. Den Kombucha-Teepilz zusammen mit der Ansatzkultur (wenn du noch keine hast, macht das nichts!) in das Gärgefäß geben. Das Gefäß mit einem luftdurchlässigen Tuch oder Papier abdecken und mit einem Gummiring verschließen. So kann der Kombucha atmen, denn die Essigsäurebakterien auf der Oberfläche benötigen Sauerstoff.

Bei Raumtemperatur sieben bis 21 Tage gären lassen. Die ideale Temperatur ist 25 °C, aber so ganz genau müssen wir es nicht nehmen.

Den fertigen Kombucha in eine Flasche füllen und in den Kühlschrank stellen.

Naturkulinarik

Es ist an der Zeit, ein Gericht aus dem zuzubereiten, was wir bei unserer Suche nach essbaren Wildpflanzen gefunden haben. Eine Speise mit selbst gesammelten Zutaten aufzupeppen ist ein wesentlicher Schritt, um der Natur näherzukommen und sich mit ihr zu verbinden.

Recherchiere in Kochbüchern nach zeitgemäßen oder alten Rezepten mit wild wachsenden Zutaten, die auch du sammeln kannst.

Folge bekannten Köchinnen und Köchen in den sozialen Netzwerken, die sich um die Wiederentdeckung der Verwendung von wild Gewachsenem in der Küche verdient gemacht haben. Du wirst bestimmt nützliche Tipps finden, denn es gibt eine ganze Riege von Meisterinnen und Meistern der Kochkunst, die sich an wilden Zutaten versuchen: René Redzepi vom Restaurant *Noma* in Kopenhagen zum Beispiel überrascht uns jeden Tag mit Überlegungen und Erkenntnissen zum Thema Foraging in der Gastronomie. Alex Atala vom Restaurant *D.O.M.* in São Paulo begibt sich auf die Suche nach Nahrungspflanzen im Dschungel des Amazonas. In Wien beglückt Heinz Reitbauer im Restaurant *Steirereck* seine Gäste mit Gerichten wie Kapuzinerblüte mit Erdmandel, Holunderblüten und Klee. In Südtirol konzentriert sich Norbert Niederkofler auf die natürlichen Ressourcen der Berge. Valeria Margherita Mosca vom *wood*ing – wild food lab* in Italien zeigt, wie man mit wilden Zutaten, auch ganz gewöhnlichen, aufwendige oder auch einfache Gerichte zubereiten kann, die außergewöhnlich schmecken.

Suche in traditionellen oder modernen Kochbüchern nach Rezepten mit wild wachsenden Zutaten und nimm diese in dein Tagebuch auf. Bei der Zubereitung kannst du dich davon inspirieren lassen oder etwas völlig Neues kreieren: Spiele mit den Kombinationen und Kontrasten der Aromen und Texturen der von dir gesammelten Pflanzen. Achte jedoch immer darauf, dass alles wild Gewachsene, das du verwendest, tatsächlich essbar und gesundheitlich unbedenklich ist.

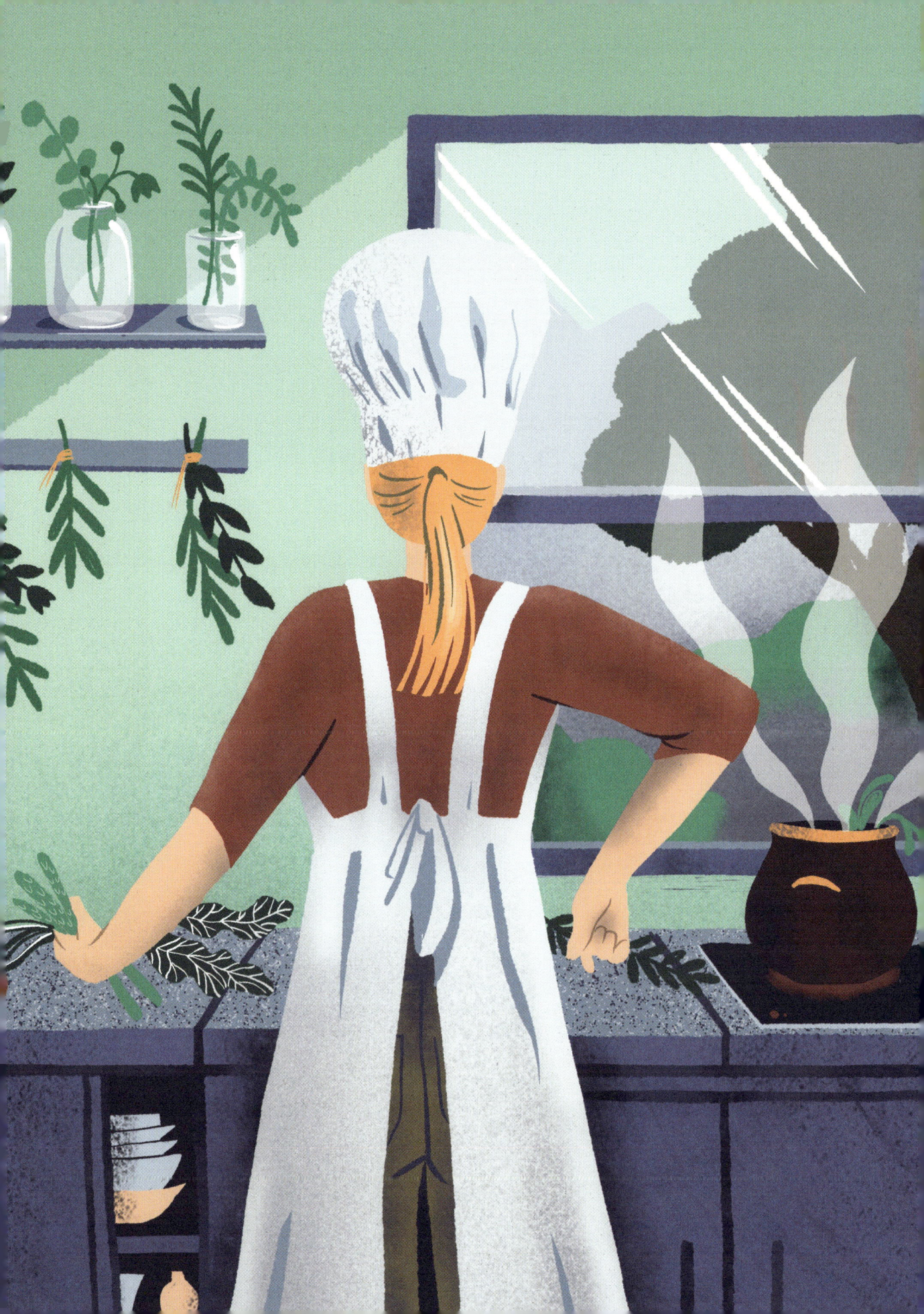

RISOTTO MIT WILDKRÄUTERN UND PECORINO-KÄSE

Zutaten (für vier Personen)

- 250 g Carnaroli-Reis
- 1 Bund Wildkräuter (z. B. Spitzwegerich und Brennnesseln)
- 1 Frühlingszwiebel
- 200 g Pecorino
- 3 EL geriebener Parmesan
- 700 ml Gemüsebrühe
- 2 EL natives Olivenöl extra
- 2 EL Thymianblätter
- Salz und Pfeffer nach Geschmack

Zubereitung

Die gesammelten Wildkräuter unter fließendem Wasser gut abspülen. Mit Küchenkrepp trocken tupfen und klein schneiden. Die Frühlingszwiebel schälen und hacken, den Pecorino klein würfeln. Die Brühe erhitzen.

In einem großen Topf die Frühlingszwiebel in 1 EL Olivenöl anbraten, die gehackten Kräuter dazugeben und 2 bis 3 Minuten auf kleiner Flamme anschwitzen. Salzen, den Reis einstreuen und 2 Minuten rösten.

Einen Schöpflöffel heiße Brühe dazugeben und aufkochen lassen. Die restliche Brühe nach und nach zugießen, bis alle Flüssigkeit aufgenommen und der Reis gar ist (auf die Konsistenz achten – der Risotto darf nicht zu flüssig sein).

Mit Salz und Pfeffer abschmecken. Den Herd ausschalten und den Risotto mit dem Pecorino, dem Parmesan und dem restlichen Olivenöl cremig rühren. Den Thymian untermengen und servieren.

Kapitel 4

....

IN DER WILDEN NATUR

Die Lektion
des Indianers

....

»Mein Freund, wenn du es wünschst, erzähle ich dir die Geschichte
meines Lebens. Doch ginge es nur um die Geschichte meines Lebens,
würde ich sie wohl nicht erzählen, denn was soll ein Mensch seinen
Wintern Bedeutung beimessen, auch wenn es schon so viele sind, dass
sich sein Haupt wie unter einer schweren Schneelast neigt? Viele andere Männer haben diese Geschichte erlebt und werden sie erleben, um
zu Gras auf den Hügeln zu werden. Es ist die Geschichte allen Lebens,
das zu erzählen heilig ist. Die Geschichte eines Lebens von uns Zwei-
beinern, die daran teilhaben mit den Vierbeinern und den Vögeln in der
Luft und allen grünen Dingen. Denn alle sind Kinder einer Mutter, und
ihr Vater ist ein Geist.«

Dies ist die Lektion, die Black Elk, ein Medizinmann des Stamms
der Oglala, dem US-amerikanischen Autor und Indianerforscher John G.
Neihardt in einem berühmt gewordenen Interview erteilte. Das gesamte
Gespräch wurde schriftlich festgehalten und in dem 1932 erschienenen
Buch *Black Elk Speaks* veröffentlicht, das weltweit zu einem großen
Erfolg wurde. Die Oglala sind einer der sieben Unterstämme der Lako-
ta aus der Stammesgruppe der Sioux. Ihre Nachkommen leben heute
überwiegend in Indianerreservaten in den Vereinigten Staaten.

Das gesamte Gespräch zwischen Black Elk und dem Schriftsteller
ist ein hochinteressantes Zeitdokument über das Leben der Urbevölke-
rung Nordamerikas, ihre gesellschaftlichen Strukturen und spirituellen
Grundlagen, die Kultur und Traditionen prägten. Als die ersten europäi-
schen Siedler mit ihrer zerstörerischen und respektlosen Haltung gegenüber der Umwelt und den Ureinwohnern ins Land kamen, waren die

Stammesmitglieder gezwungen, Krieg zu führen, um ihr Land und ihre heiligen Stätten zu verteidigen.

Ende Dezember 1890 fand der letzte verbrecherische Akt gegen sie statt, der den Widerstandskampf beendete: das zu trauriger Berühmtheit gelangte Massaker von Wounded Knee, dem vor allem Angehörige des Minneconjou-Stammes zum Opfer fielen. Dieser Stamm unter Häuptling Big Foot hatte nach Bekanntwerden der Ermordung von Sitting Bull sein Lager am Cherry Creek verlassen, um nach Pine Ridge zu ziehen, in der Hoffnung, dort von Red Cloud, dem Häuptling der Oglala-Sioux, beschützt zu werden. Am 28. Dezember wurden 120 Männer sowie 230 Frauen und Kinder von vier Schwadronen des 7. US-Kavallerie-Regiments unter Major Samuel Whitside abgefangen, die das Feuer eröffneten und ein wahres Blutbad anrichteten. Black Elk, der schwer verwundet wurde, konnte sich retten und dem Schriftsteller sein Zeugnis hinterlassen.

Die Siedler sahen sich als Überbringer einer vorgeblichen »überlegenen Zivilisation«, zerstörten die Umwelt und brachten den Tod, bis hin zur Auslöschung ganzer Gemeinschaften, die jahrtausendelang im Einklang mit der Natur gelebt hatten. Auch wenn sie unterschiedliche Bräuche pflegten, hatten alle Stämme in den heutigen Vereinigten Staaten einen gemeinsamen Glauben an und dieselbe Verbundenheit zu Mutter Erde, die sie als Ursprung des Lebens feierten und aus der sie spirituelle Energie und Lebenskraft schöpften. Die amerikanischen Ureinwohner fühlten sich eng mit ihrer Umwelt, den Böden, Tieren und Pflanzen verbunden. Sie waren sich der Prinzipien, die der Natur zu grunde liegen, bewusst und ehrten sie, im Sinne einer harmonischen Koexistenz aller Lebewesen. Tiere, Felsen und Bäume wurden als Teil derselben großen Familie betrachtet. Man glaubte, dass sie von einem Großen Geist erschaffen wurden. Von dieser schöpferischen Quelle alles Existierenden, die Wälder, Wiesen, Flüsse und die Sonne lebendig macht, dürfe sich der Mensch niemals abwenden, um sich nicht zu Leid und Zerstörung zu verdammen.

Das Gefühl von Brüderlichkeit und Gemeinschaft mit allen Geschöpfen von Mutter Erde war für die Indianer ein aktiv gelebtes Grundprinzip, eine Überlebensnotwendigkeit. Doch mit ihrem Morden löschten die »Pioniere des Westens« diese spirituelle Identität nahezu völlig aus, um den Weg der Technisierung und des Individualismus einzuschlagen.

Die Folgen dieses Wertewandels sind heute offenkundig: Umweltkrisen und Naturkatastrophen sind über einen Punkt hinaus eskaliert, an dem es kein Zurück mehr zu geben scheint. All dem können wir nur entgegenwirken, indem wir uns bewusst machen, dass die Bewahrung der Natur ein Akt des Schutzes für uns selbst und unsere Gemeinschaften ist. Es gilt, einen möglichen Weg in eine Zukunft finden, in der Pflanzen, Tiere und Menschen wieder in Harmonie und Balance leben können.

Setzen wir unsere Reise fort und lernen wir weitere Praktiken kennen, um zu einem Weg ähnlich dem zurückzufinden, den die amerikanischen Ureinwohner im Sinne eines friedlichen Miteinanders auf unserem Planeten aufgezeigt hatten.

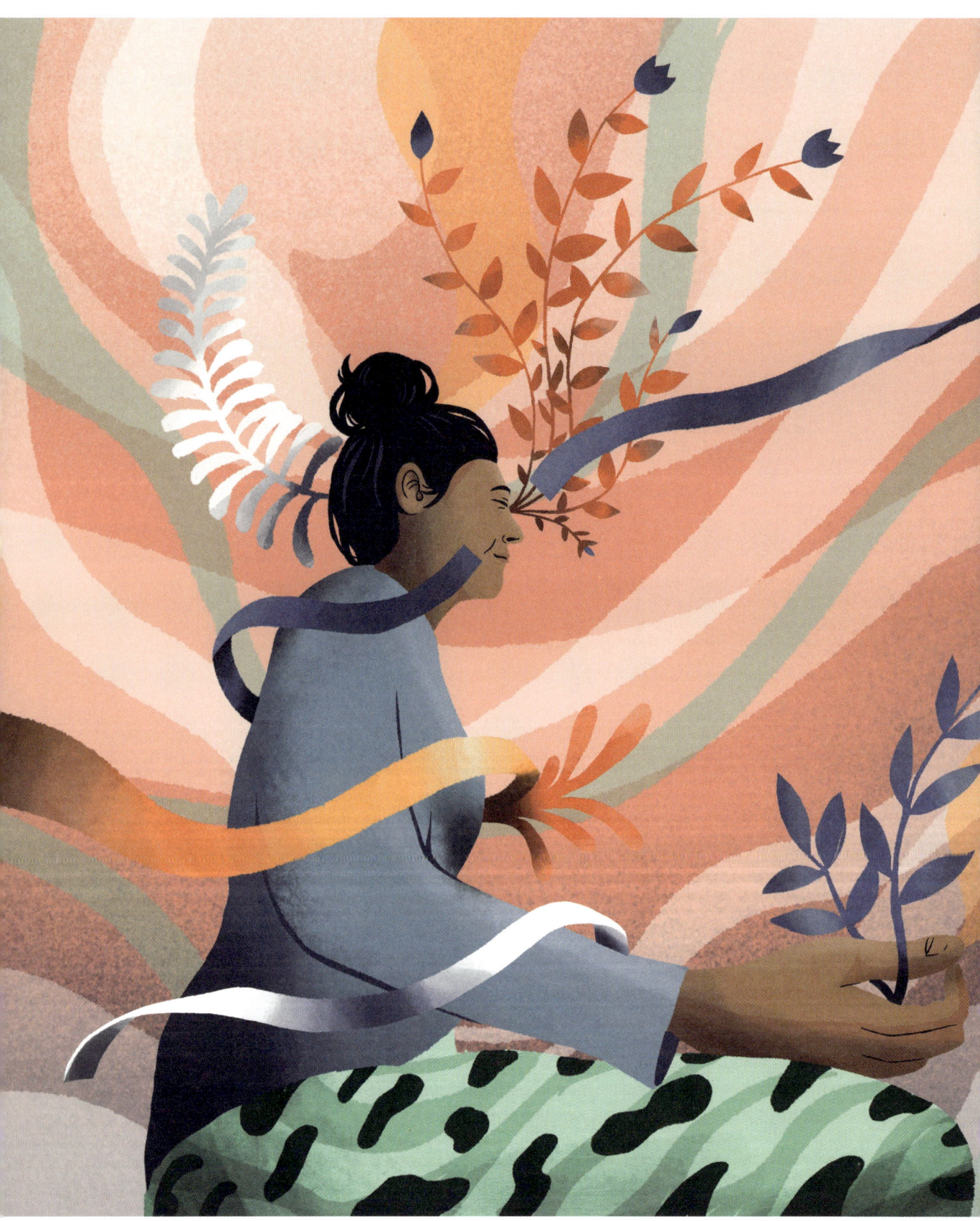

Natur sein

In der Überzeugung, klassische Intelligenztests allein würden nicht ausreichen, um menschliche Fähigkeiten zu beurteilen, entwickelte der US-amerikanische Psychologe Howard Gardner eine »Theorie der multiplen Intelligenzen«, die bei jeder und jedem von uns in unterschiedlichem Ausmaß vorhanden sind. Eine der acht Intelligenzen nach Gardners Konzept ist die sogenannte »naturalistische Intelligenz«, die er als die Fähigkeit beschreibt, Naturphänomene zu beobachten, zu unterscheiden und zu erkennen sowie eine Sensibilität für sie zu entwickeln.

Giuseppe Barbiero, Professor für Biologie und Ökopsychologie sowie Leiter des Labors für affektive Ökologie an der Universität von Valle d'Aosta, definiert »Biophilie« als unsere Liebe zur lebendigen Natur. Die Definition von Biophilie besagt, dass alles Lebendige uns anzieht und Emotionen hervorruft, die, wenn sie richtig gelenkt werden, zu aufrichtigen Gefühlen der Verbundenheit und Nähe zu allen Lebewesen, die die Natur ausmachen, führen können. Biophilie ist eine angeborene Veranlagung, aber nicht instinktiv. Sie muss daher stimuliert werden, wenn wir wollen, dass sie sich entwickelt. Eine Möglichkeit, sie zu stimulieren, besteht darin, den Kontakt zu uns selbst und unserer Umwelt zu suchen, zum Beispiel durch Achtsamkeitsmeditation. Die Natur kann die menschliche Psyche regenerieren. Umgekehrt kann die menschliche Psyche durch Achtsamkeit, sprich das Bewusstsein für Gefühle, aktiv eine starke Verbundenheit zur Natur aufbauen. Dadurch üben wir uns in einem achtsamen Umgang mit unserem Planeten, entwickeln Sensibilität für Umweltschutz und die Erhaltung der Ökosysteme und können unser allgemeines Wohlbefinden verbessern.

Es ist daher an der Zeit, mit Meditation zu beginnen und Achtsamkeit zu üben. Die Erlangung dieser Fähigkeit ist für unseren Prozess der Rückbesinnung auf die Natur überaus wertvoll.

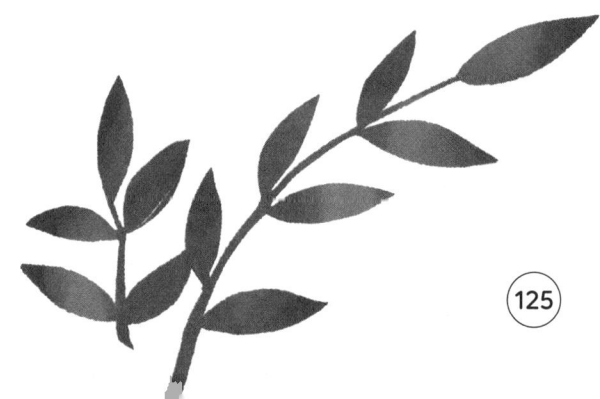

ACHTSAMKEIT

Das Wort Achtsamkeit bzw. sein englisches Pendant *Mindfulness* bezieht sich auf die Fähigkeit, den eigenen Wünschen, Emotionen und der Realität im Jetzt auf objektive, distanzierte und vor allem nicht wertende Weise Aufmerksamkeit zu schenken. Wenn wir ein paar Minuten täglich dieser Übung widmen, kommt uns dies mehrfach zugute: Wir werden offener und aufgeschlossener, fühlen uns generell wohler und enger mit der gesamten Schöpfung verbunden.

Um Achtsamkeit meditativ zu praktizieren, setze dich einfach mit geschlossenen Augen auf ein Kissen oder einen Stuhl. Achte darauf, aufrecht zu sitzen und dich auf deine Atmung zu konzentrieren, sie bewusst wahrzunehmen.

Es gibt verschiedene Techniken. Eine Übung besteht darin, bei jedem Ein- und Ausatmen die Kälte und Wärme der Luft in der Nase zu spüren. Für den Anfang genügen zehn Minuten pro Tag: zwei fünfminütige Einheiten sind mehr als ausreichend. Mit der Zeit fällt es immer leichter, den Kopf von Gedanken zu befreien.

Wenn wir mit den Techniken vertrauter sind, können wir die Zeit für eine Meditationssitzung steigern. Wie bei so vielen Dingen ist es das regelmäßige Üben, das uns hilft, mehr Ausdauer zu entwickeln. Mit zunehmender Erfahrung und durch konsequentes, regelmäßiges Meditieren können wir unsere Achtsamkeit vom Atmen auf unsere Gedanken, Gefühle und Handlungen ausweiten. Von da an wird der Grad der Verbundenheit zu uns selbst und unserer natürlichen Umwelt um vieles höher sein.

Eine Fabel erfinden, die in der Natur spielt

Die Fabel (vom Lateinischen *fabula*) ist eine in Versen oder Prosa verfasste kürzere Erzählung, die meist von denkenden und sprechenden Tieren handelt, seltener auch von Menschen oder Dingen. Eine Fabel will an einem Beispiel etwas lehren, sprich eine Moral vermitteln.

Eine wertvolle Übung im Prozess der Rückbesinnung auf die Natur besteht darin, die Sprache der Fabel zu verwenden, um eine Geschichte zu erfinden und zu erzählen, die eine uns wichtige Bedeutung und Moral hat. So können wir Werte wie Freundschaft und Brüderlichkeit, den Respekt vor Tieren und Pflanzen oder was auch immer uns am Herzen liegt, zum Ausdruck bringen.

Um einen Schauplatz für deine Fabel zu erfinden, nutze Erinnerungen an deine Ausflüge. Hol dir die Eindrücke, die du auf deinem Weg des Re-Wilding gesammelt hast, zurück ins Gedächtnis. Indem du an die Orte denkst, die du entdeckt hast und zu denen du eine besondere Beziehung entwickelt hast – zum Beispiel einen Pfad, einen Wald, einen Baum, einen Felsen oder eine Wiese –, rufst du dir Bilder vor dein geistiges Auge und machst Gefühle wieder lebendig. Dabei wirst du eine tiefe innere Verbundenheit verspüren. Nimm als Protagonisten ein Tier oder auch mehrere, die in Wirklichkeit an dem von dir gewählten Ort leben könnten, etwa Hirsche oder Murmeltiere, wenn der Schauplatz der Handlung die Berge sind. Es wird dir nicht schwerfallen, ihnen eine Persönlichkeit zu geben und dir eine Pointe auszudenken. Sobald deine Fabel eine gewisse Struktur hat, erzähle sie jemandem. Er oder sie wird dir Ideen geben, wie du die Erzählung weiter verfeinern kannst, damit sie in sich stimmig ist.

Wenn du das Gefühl hast, dass deine Fabel fertig ist, schreib sie in dein Tagebuch und gib ihr einen Titel. Nutze dein Tagebuch für alle Fabeln, die du dir ausdenken möchtest. So kannst du kostbare Erinnerungen später wieder abrufen und mit anderen teilen. Du kannst auch versuchen, deine Geschichte als eine Art Cartoon zeichnerisch darzustellen.

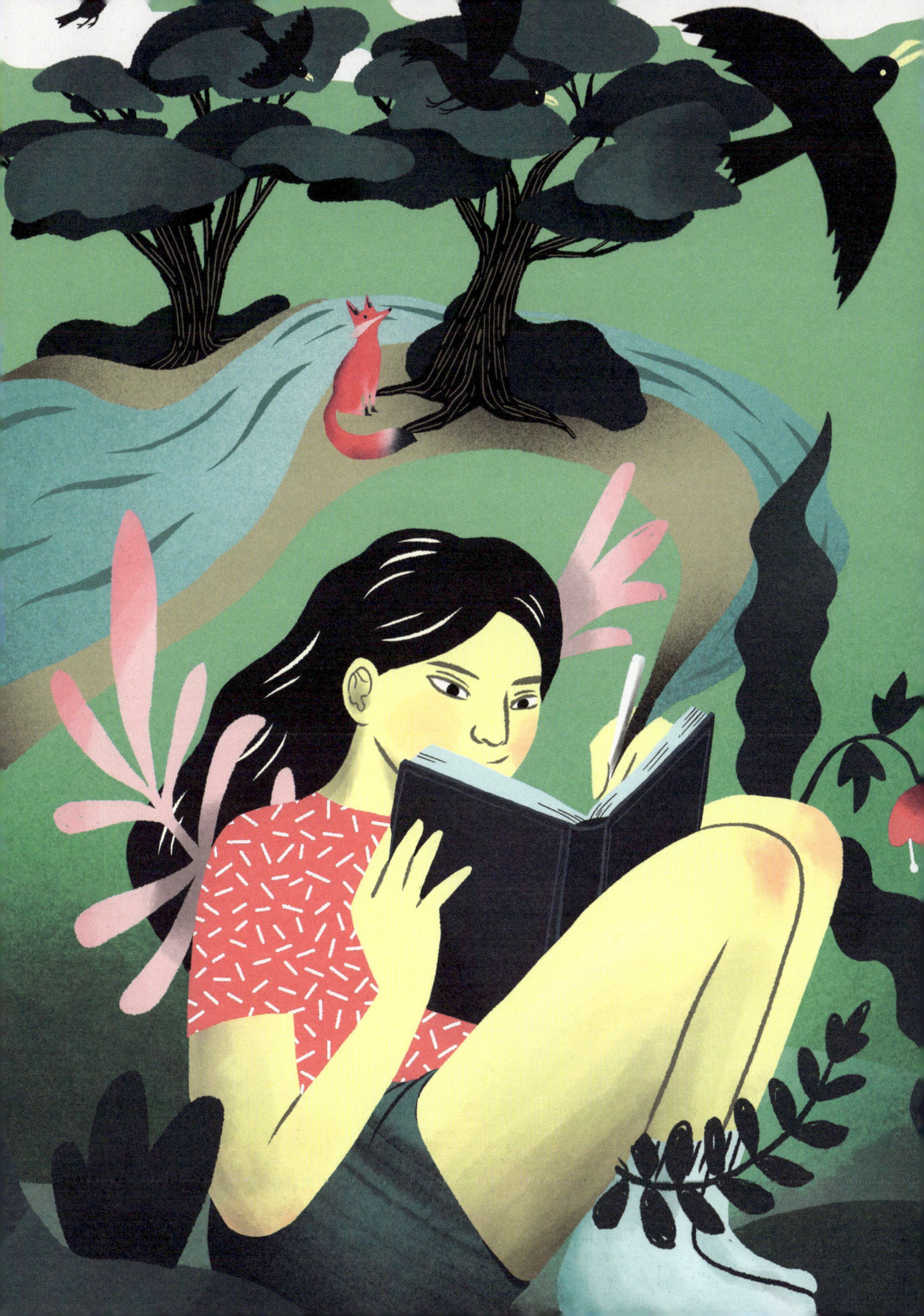

ZWEI BRÜDER AUF EINEM BAUM

Das ist die Geschichte von zwei kleinen Eichhörnchen, die in geschwisterlicher Eintracht auf der höchsten Lärche des Waldes lebten. Als die Luft langsam kühler wurde, wussten die beiden: Der lange Winter kündigte sich an, und sie würden ihn ohne Winterschlaf überstehen müssen.

Die beiden Eichhörnchen waren sehr unterschiedlich, das eine kräftig und mutig, das andere eher schmächtig und vorsichtig. Eines Nachts wurden sie von einem Wolf geweckt, der um den Baum schlich, die Schnauze hoch erhoben, und sie anstarrte. Er schien ausgehungert und entschlossen, auf den besten Moment zu warten, um sich einen Happen zu holen. Die beiden Brüder beschlossen, ihren Baum nicht mehr zu verlassen. Die Tage vergingen, doch der Wolf war immer noch da und lauerte. Den kleinen Eichhörnchen wurde klar, dass sie es vor Wintereinbruch nicht mehr hinunter auf den Waldboden schaffen würden. Also trugen sie ihre Vorräte zusammen.

Doch alles, was sie hatten, waren eine große Eichel und eine kleine Haselnuss, die dem Kleineren der beiden aus den Pfoten rutschte und den Wolf am Kopf traf. Der aber starrte nur weiter zu ihnen hoch und leckte sich den Schnurrbart. Da riss das größere der beiden Eichhörnchen die verbliebene Eichel an sich und weigerte sich, sie mit seinem Bruder zu teilen. Damit verriet es den Pakt, sich gegenseitig zu helfen, den sie vom ersten Tag an stillschweigend geschlossen hatten. Der Kleinere brach in Tränen aus und huschte in seiner Verzweiflung immer weiter den Stamm hinauf. Er kletterte und kletterte, bis in die höchsten Äste, wo er noch nie zuvor gewesen war.

Da sah er ein Loch im Baumstamm, das zu einer verlassenen Höhle voller Eicheln und anderer köstlicher Waldfrüchte führte. Er rannte zurück zu seinem Bruder, um ihm von dem Fund zu berichten. Endlich waren die beiden in Sicherheit und hatten für den ganzen Winter genug zu essen! Da wurde dem Größeren bewusst, welch schweren Verrat er begangen hatte. Er schämte sich zutiefst und bat den Kleinen, ihm zu vergeben. So geschah es, und nach einem großen Festmahl schliefen die beiden in der Wärme einer brüderlichen Umarmung ein.

Ein kleines Lagerfeuer machen

Der Urmensch entdeckte die Nutzung von Feuer in der Altsteinzeit. Er fing an, durch Blitzschlag oder andere Naturereignisse ausgelöste Wildfeuer zu zähmen, um Fleisch zu garen, das dadurch zarter und bekömmlicher wurde, und in langen prähistorischen Nächten tröstliche Wärme zu finden. An den Lagerfeuern von vor Tausenden von Jahren bildeten und lösten sich soziale Bindungen, wurden Geschichten erzählt, Wissen und Informationen ausgetauscht, Rituale und Festmahle gefeiert, die eine Gemeinschaft festigten. Es ist an der Zeit, dass wir diese uralte Praxis wieder entdecken und die gleichen Gefühle wie unsere Vorfahren erleben, die in der Wildnis am Feuer Trost suchten.

Bevor ein Lagerfeuer entzündet wird, muss ein geeigneter Ort gefunden und sorgfältig geprüft werden, ob die richtigen Bedingungen gegeben sind. Der gewählte Bereich muss entsprechend vorbereitet werden: Brennbares Material muss entfernt werden, und die eigentliche Feuerstelle sollte man nach Möglichkeit mit großen Steinen einfassen, um eine Ausbreitung des Feuers zu verhindern. In die Mitte des Steinkreises kommt der Zunder: Das können trockene Nadeln von Nadelbäumen, Flechten und Reisig sein. Rundherum und zum Teil darüber schichtet man dann trockene Zweige, die die ersten Flammen anfachen. Um dieses Material herum sollten mindestens drei dickere Holzstücke und anderes in der Nähe gesammeltes Brennholz gelegt werden. Um den Zunder anzuzünden, brauchen wir Funken. Diese lassen sich mit einem Feuerstahl erzeugen, wie man ihn in Outdoor-Fachgeschäften bekommt. Oder auch dadurch, dass man mit dem Rücken einer Messerklinge schräg auf einen Stein schlägt. Die auf den Zunder fallenden Funken erzeugen Rauch und kleine Flammen, die allmählich größer werden, bis das Lagerfeuer richtig auflodert. Wer sich die Sache einfacher machen will, kann natürlich auch Streichhölzer oder ein Feuerzeug zur Hand nehmen.

Notiere in deinem Tagebuch, welches Material du für den Zunder verwendet und wie du das Brennholz gestapelt hast. Mach eine kleine Skizze, um dir zu merken, wie du die größeren Scheite platziert hast und ob es funktioniert hat. Bleib immer in der Nähe des Lagerfeuers und setz dich an eine Stelle, wo kein Rauch hinkommt. Schreib in dein Tagebuch, was du gefühlt hast, welche Geräusche du gehört, welche Farben du gesehen hast. Sorge für ein Höchstmaß an Sicherheit und teile das Erlebnis nach Möglichkeit mit jemandem, der mehr Erfahrung hat als du selbst.

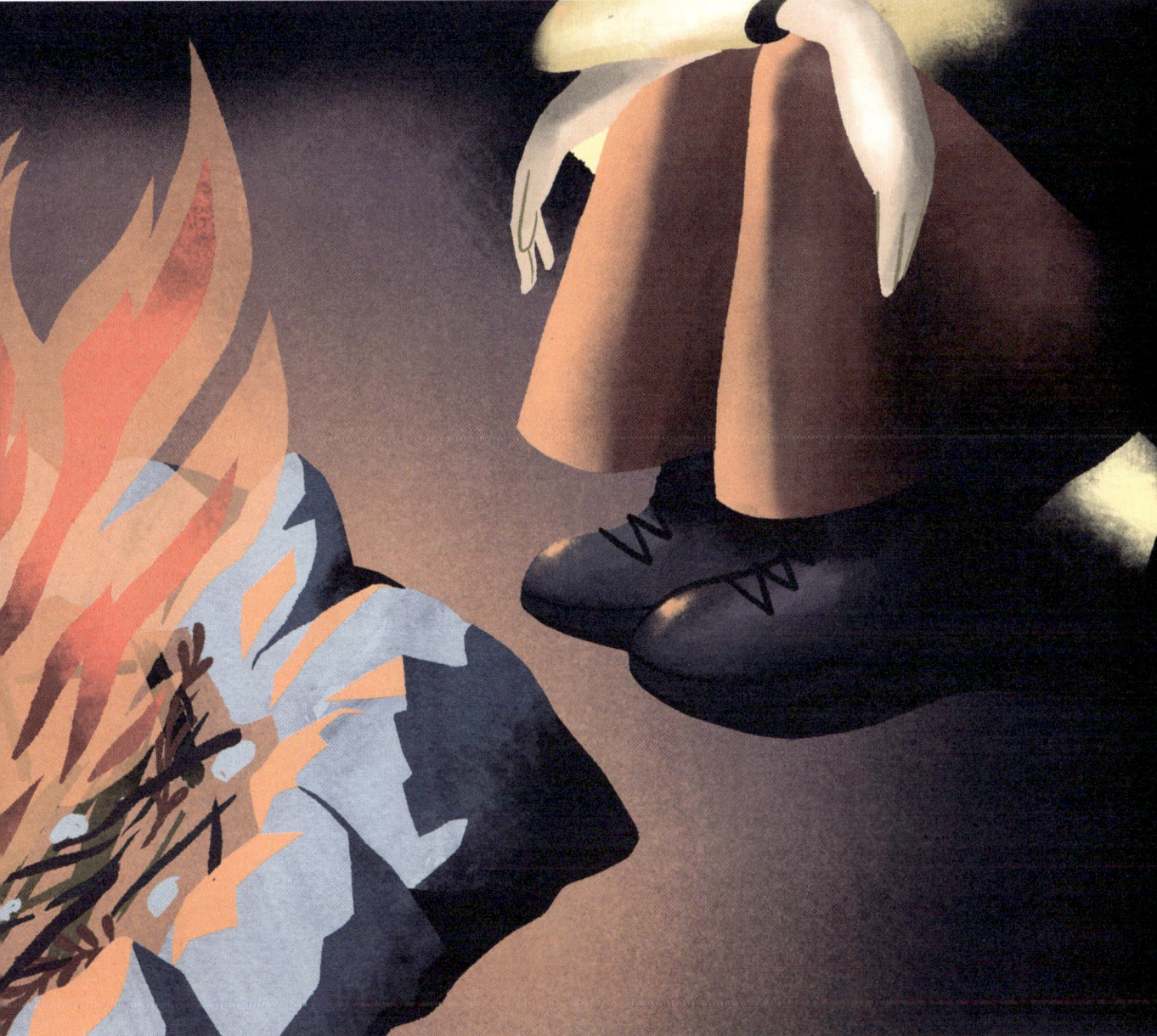

FEUER UND SICHERHEIT

Um ein Lagerfeuer so zu entzünden, dass wir uns und umliegende Bereiche nicht in Gefahr bringen, müssen wir einige Dinge beachten und uns angemessen verhalten. Hier die goldenen Regeln für ein Lagerfeuer in der freien Natur:

- Erkundige dich bei den örtlichen Behörden, ob im betreffenden Gebiet ein Verbot für offenes Feuer gilt.
- Vermeide Flammen unter überhängenden Ästen oder an steilen Hängen.
- Halte immer Wasser oder einen Spaten bereit, um ein außer Kontrolle geratenes Feuer löschen zu können.
- Halte die Größe des Lagerfeuers immer moderat bzw. im Verhältnis zur Anzahl der Personen, die sich um das Feuer scharen.
- Lasse ein Lagerfeuer niemals unbeaufsichtigt.
- Bedecke nach dem Löschen des Feuers die Glutstelle mit reichlich Wasser und Erde. Dabei immer wieder herumstochern und Wasser nachgießen, um sicherzustellen, dass keine Glutnester zurückbleiben.
- Vergrabe niemals brennende Kohlen, da sie unter der Erde weiterbrennen und Wurzeln entzünden könnten, was zu unkontrollierbaren Bränden führen kann.
- Vermeide es, an windigen Tagen ein Lagerfeuer zu entzünden.

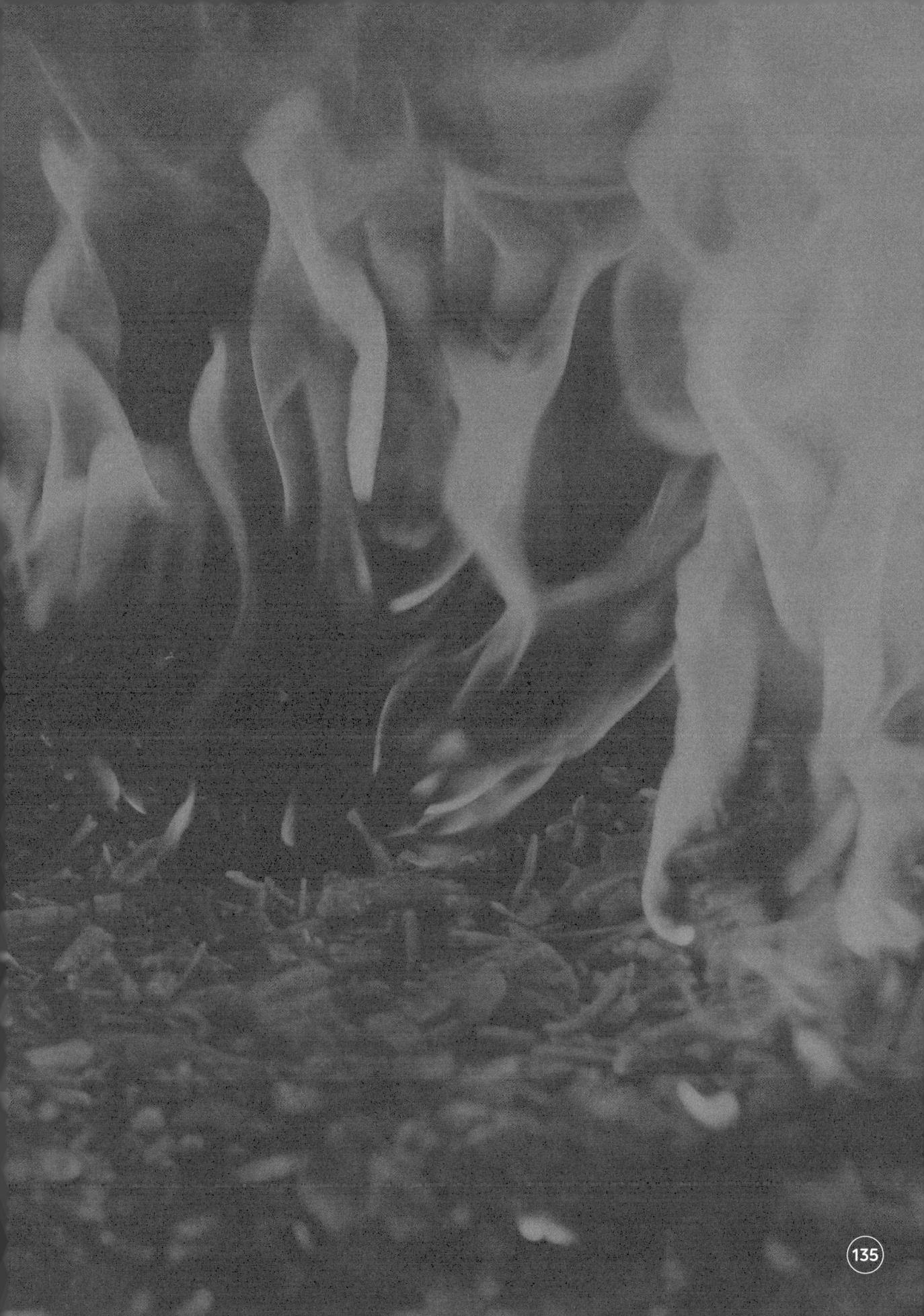

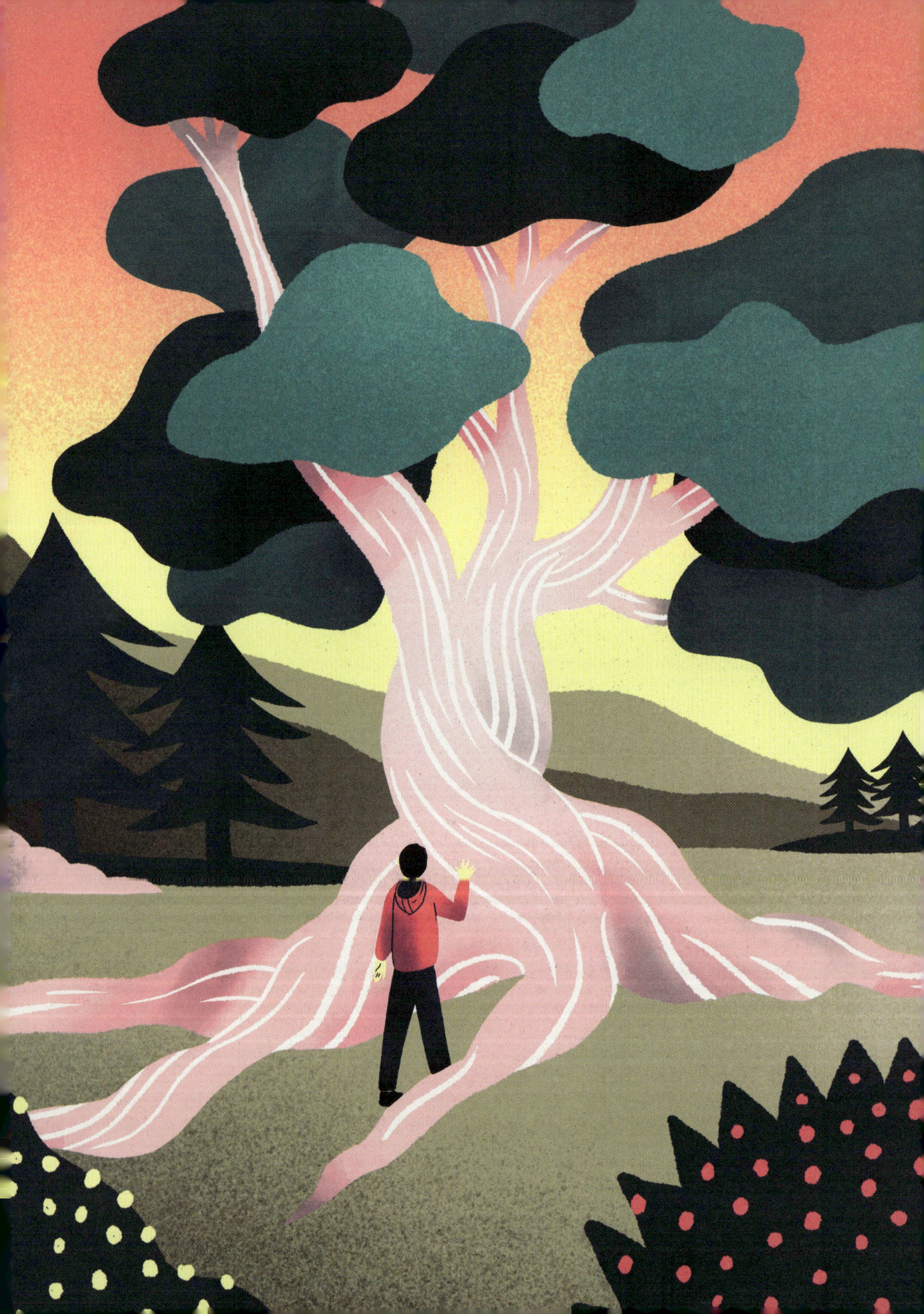

Besuch beim Totem-Baum

Bäume und Menschen haben seit Ewigkeiten eine tiefe Beziehung zueinander. Symbolisch dafür sind die Totems vieler alter Völker, die heiligen Stäbe von Schamanen und Priestern oder auch die Säulen klassischer Tempel, die einerseits himmelwärts gerichtet, andererseits fest in der Erde verwurzelt sind.

Wer sich einen Baum aussucht, ihn zum Objekt der persönlichen Huldigung macht und ihm häufig andachtsvolle Besuche abstattet, kann eine höhere Form der Verbundenheit zur Natur erreichen.

Mit der Wahl unseres Baumes gehen wir eine lange, in vielerlei Hinsicht inspirierende Beziehung ein, die uns intuitiv zum Nachdenken über den Wert der Pflanzen, der Böden und all der dort lebenden Kreaturen anregen wird. Wenn du im Sommer den kühlen Schatten deines Baumes genießt, wenn du beobachtest, wie sich seine Farben im Jahreslauf verändern, wenn du auf kleine Zeichen von Wachstum und Regeneration achtest oder die Tiere zählst, die ihn besuchen und zum Schlafen, Nisten oder Fressen nutzen: All das kann dazu beitragen, eine enge Beziehung zu einem Lebewesen zu entwickeln und Zeuge seiner Existenz zu werden. Selbst wenn wir nur ab und zu an unseren Baum denken, weil wir weit weg von ihm sind, kann uns dies ein Gefühl der Verbundenheit zu dem Naturraum geben, in dem er wächst, und die Emotionen wecken, die wir mit den Besuchen bei ihm verbinden.

Die Wahl unseres Baums kann rein zufällig geschehen, etwa wenn wir bei einer Wanderung auf ihn aufmerksam werden und uns spontan hingezogen fühlen. Wir können uns auch aktiv auf die Suche nach unserem Lieblingsbaum machen, wenn wir beschlossen haben, eine besondere Beziehung zu einem pflanzlichen Lebewesen zu entwickeln. Wählen wir das Exemplar, das uns wegen seiner Wuchsform, seines Duftes oder der Art der Blüten oder Früchte am meisten anspricht.

Eine persönliche Beziehung zu einem Baum baut man wie die zu einem Menschen auf: durch Präsenz, Beständigkeit, Begegnung und Achtsamkeit. Wenn du deinen Baum gewählt oder gefunden hast, notiere jeden Besuch, den du ihm abstattest, in deinem Tagebuch. Du kannst ihn auch zeichnen oder die Veränderungen beschreiben, die dir von Mal zu Mal auffallen.

Nachts im Wald

Der Wald fasziniert uns Menschen seit jeher. Hunderte von Märchen, Mythen und Legenden voller esoterischer Erscheinungen, Geheimnisse und finsterer Gestalten haben ihn zum Schauplatz. Die Märchen der Gebrüder Grimm wären weit weniger spannend ohne den dichten Wald, in dem sich Hänsel und Gretel auf dem Heimweg verirren und in dem sie der bösen Hexe begegnen, die sie fressen will. Und wie anders verliefe die Geschichte von Rotkäppchen, wenn es auf dem Weg zur Großmutter nicht durch einen Wald müsste, wo es den wilden Wolf trifft, der es verschlingt? In jeder dieser Geschichten hat der Wald etwas Böses an sich, das ihn zu einem Ort des Schreckens macht.

In der Psychologie gibt es für die Angst vor Wäldern in der Nacht sogar den Fachbegriff der *Nyctohylophobie*, der sich aus den griechischen Wörtern für Nacht (*nycto*), Wald (*hylo*) und Angst (*phobos*) zusammensetzt. Demnach könnten viele von uns einen nächtlichen Ausflug in den Wald als etwas Unheimliches empfinden, weil einem all die Mythen und Volksglauben in den Sinn kommen. Doch dieses mulmige Gefühl können wir durch Erfahrung und Wissen überwinden oder zumindest besser in den Griff kriegen. Unser bisheriger Weg des Re-Wilding hat uns gelehrt, die Dynamiken der Natur und natürlicher Lebensräume zu verstehen, was uns bewusst machen sollte, dass ein Wald in der Nacht genauso sicher ist wie am Tag. Außer dass es nachts vielleicht kälter ist und nachtaktive Tiere anzutreffen sind, die absurderweise als finstere und böse Kreaturen gelten. Denken wir an die Eule oder den Wolf: Beiden wird nachgesagt, sie seien Wesen, die mit Hexerei, Mysteriösem und dem Tod zu tun hätten. Und wenn manche Menschen befürchten, dass sich bösartige oder gefährliche Artgenossen im Wald tummeln, vergessen sie darüber, dass ein nächtlicher Spaziergang in der Stadt wohl mehr Gefahren birgt …

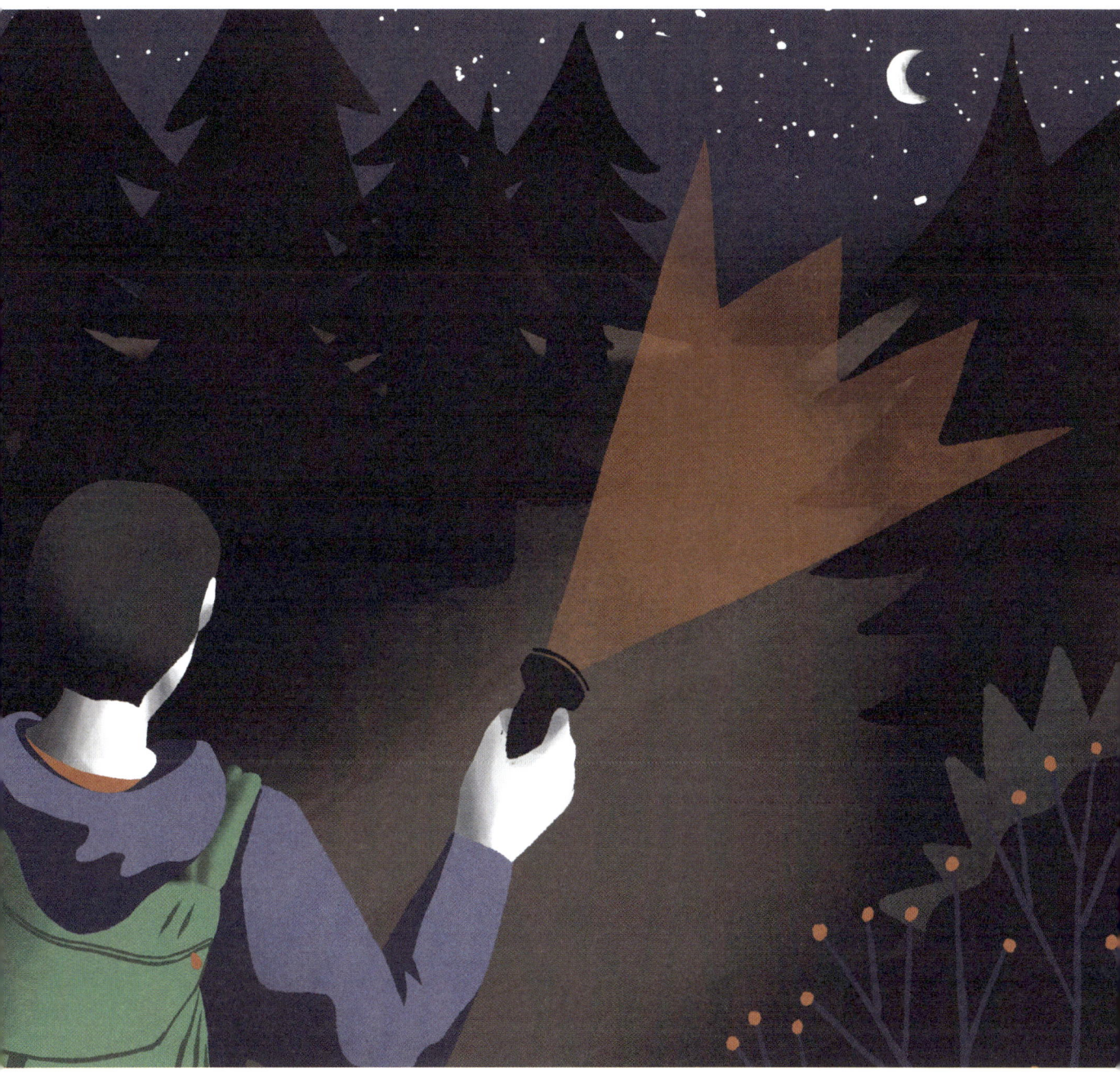

Such dir einen Wald in deiner Nähe, wo du mit deinen nächtlichen Erkundungen starten kannst. Informiere immer jemanden über deine Absichten und kleide dich entsprechend, damit du nicht frierst oder nass wirst. Nimm eine Taschen- oder Stirnlampe mit, damit du dich nicht verläufst. Beobachte die Umgebung und denke darüber nach, was du im Dunkeln in der Natur empfindest. Übrigens: Die Angst vor dem nächtlichen Wald ist etwas Normales. Nur solltest du dich von unsinnigen Vorstellungen und Aberglauben verabschieden.

Zeichen hinterlassen

Wie gerne würden wir den Duft von Tannen vernehmen, Vögel singen hören und frische Bergluft schnuppern, während wir mit dem Auto im Stau stecken?

Nun, es gibt eine sehr effektive Methode, um eins zu werden mit der Natur, in die wir uns begeben, und dieses Gefühl auch später wieder abzurufen: Es geht darum, dass wir etwas für sie tun, dabei unsere Hände und unseren Verstand einsetzen und uns nicht darauf beschränken, ihre Wunder zu bestaunen.

Sich einen Naturraum, den wir besucht haben, wieder ins Gedächtnis zu rufen, funktioniert viel besser, wenn wir dort etwas von uns zurücklassen, das zu einer Art Nabelschnur wird und eine dauerhafte, tiefe Verbindung schafft. Auf diese Weise werden sich die Grenzen unseres Zuhauses, sprich des Ortes, an dem wir uns sicher fühlen, über unsere eigenen vier Wände hinaus in Räume ausdehnen, die sich mit der Zeit immer vertrauter anfühlen. Wichtig dabei ist, dass unser »Eingriff« an dem Ort in der Natur, mit dem wir uns verbinden wollen, diesen Ort nicht entstellt und nicht lange Zeit dort verbleibt. Wenn wir zum Beispiel in den Bergen wandern, ist es eine nette Idee, sogenannte Steinmännchen zu bauen, sprich Steine aufeinanderzustapeln, die in der Art eines kleinen Totems die Orientierung erleichtern, wenn Wegweiser oder Markierungen nicht eindeutig sind oder es gar keine gibt. Wir können auch einen kleinen Unterschlupf bauen oder aus natürlichen Materialien, die wir in der Umgebung finden, etwas Dekoratives auf dem Boden basteln oder Äste damit schmücken.

Sammle auf einer Wanderung Materialien, die dir ins Auge fallen, betrachte sie und füge sie in einer Form zusammen, die für dich Sinn ergibt. Lasse dein Konstrukt zurück und setze den Weg fort.

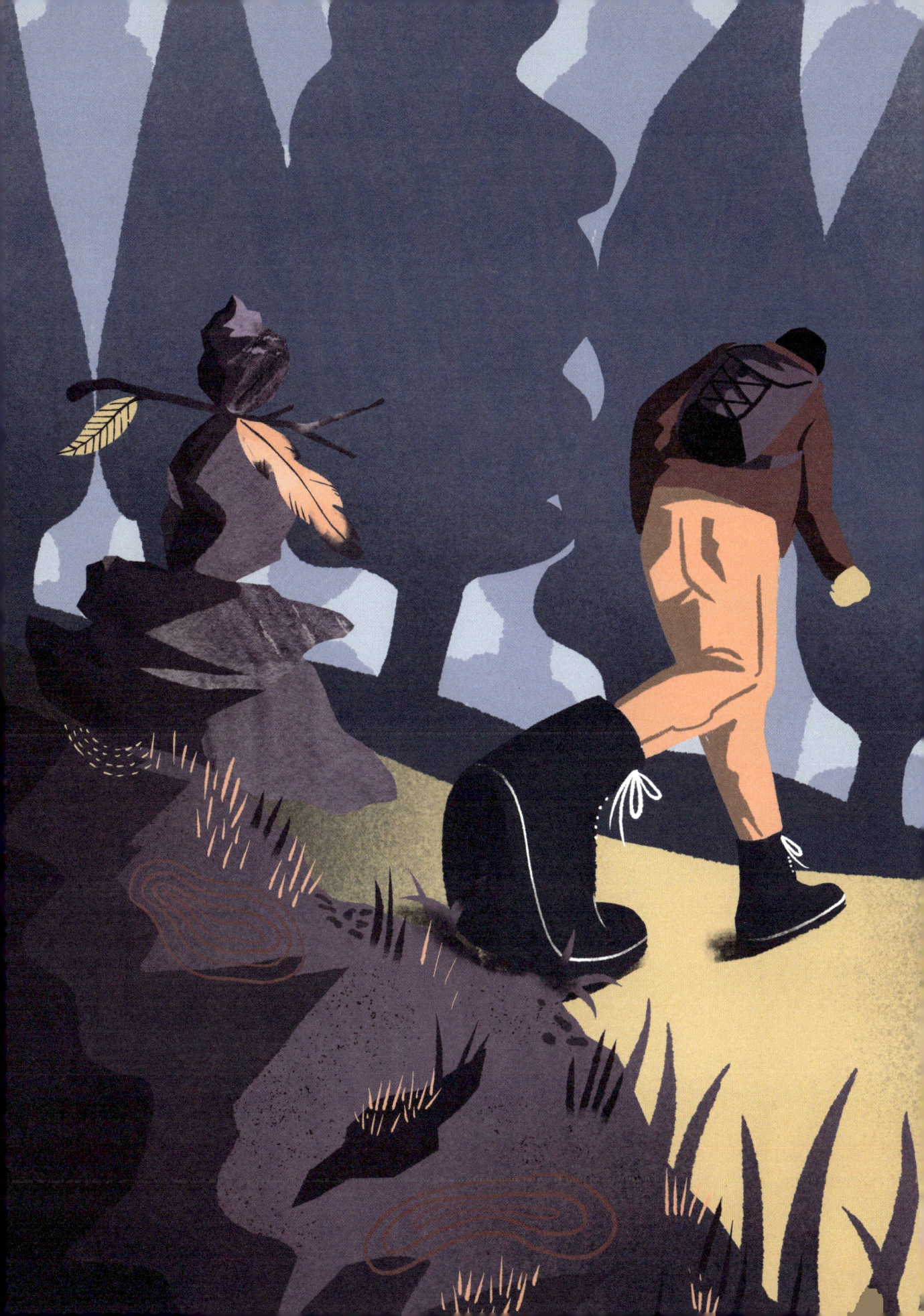

LAND ART

Das Ergründen der Verbindung zwischen Mensch und Umwelt, die Rückbesinnung auf die Natur durch das Setzen von Aktionen: Auf diesen zwei wesentlichen Elementen beruht die *Land Art*, eine Kunstform, die Ende der 1960er-Jahre in den USA entstand und sich dadurch kennzeichnet, dass ein natürlicher Raum – eine Wüste, ein See, eine Graslandschaft oder auch ein Wald – durch direkte Interventionen zum Kunstobjekt wird.

Ich bewundere die Arbeit des Künstlers und Fotografen Andy Goldsworthy, der auch ein Pionier der Steinbalance (*Rock Balancing*) ist, bei der ganz wunderbare Skulpturen entstehen, indem Steine so gestapelt werden, dass sie sich ausbalancieren. Seine Werke regen zum Nachdenken über die Vergänglichkeit und Wechselhaftigkeit der Natur und das Festhalten des Augenblicks an. Indem der Künstler die Geschichte oder Beschaffenheit des jeweiligen natürlichen Ortes verändert, wenn auch nur für begrenzte Zeit, baut er zu diesem Ort eine empathische Bindung auf. Dabei dient ihm die Fotografie als Werkzeug, um das Kunstwerk (das dazu bestimmt ist, innerhalb weniger Tage wieder zu verschwinden) zu dokumentieren, es zu verewigen.

Sternegucken

Der nächtliche Sternenhimmel ist etwas, das Erwachsene und Kinder gleichermaßen fasziniert. Beseelt von dem Wunsch, dort oben zu sein, sich vorzustellen, in den Weltraum zu fliegen, um die Planeten und Sternbilder und das Universum näher zu betrachten, träumt so manches Kind davon, einmal Astronaut zu werden. Ob daraus etwas wird, »steht in den Sternen«, ist also völlig ungewiss. Aber immerhin kann man »nach den Sternen greifen« – noch so eine Redensart, die bedeutet, etwas Unerreichbares haben zu wollen. Und manchmal »stehen die Sterne günstig«, so wie für die Seefahrer, die sie brauchten, um ihr Schiff auf Kurs zu halten.

Den Himmel zu kennen, eine Ahnung davon zu haben, wie der Kosmos funktioniert und welche Gesetze ihn regieren, gibt uns das Bewusstsein, dass wir Teil eines grenzenlosen, komplexen Gefüges sind. Beim Betrachten des nächtlichen Himmels kommen uns intuitiv viele Fragen in den Sinn: über unsere Rolle als Lebewesen, unser Verhältnis zur Unendlichkeit von Raum und Zeit. Vor allem aber wird uns bewusst, dass unser Planet wie ein riesiges Raumschiff im Nichts schwebt.

Das Erste, was Astronauten tun, wenn sie in der Umlaufbahn angekommen sind, ist, die Erde zu bewundern. Sie alle berichten, überwältigt von dem gewesen zu sein, was Overview-Effekt genannt wird – eine abrupte kognitive Veränderung, die dadurch ausgelöst wird, dass man die Erde zum ersten Mal von oben, aus dem Weltall sieht. Diese Erfahrung wird mit einem Gefühl der Ehrfurcht, einem tiefen Verstehen der Verbundenheit allen Lebens auf der Erde und einem neuen Empfinden der Verantwortung für unsere Umwelt beschrieben. Ein Perspektivenwechsel, der wohl deshalb so überwältigend ist, weil unser Planet als zerbrechliche Kugel in der Unermesslichkeit des Universums erscheint.

Wenn wir hinaus in die Natur gehen und es bei klarem Wetter dunkel wird, sollten wir die Gelegenheit nutzen, das Schauspiel eines mit Sternen übersäten Himmels zu genießen. Wir können die verschiedenen Sternbilder suchen und uns ihre Position merken, den Mond betrachten und die jeweilige Mondphase identifizieren, aber auch andere sichtbare Planeten und die Sternkonstellation am Firmament in Bezug auf den Beobachtungszeitpunkt bestimmen.

Wenn wir genau hinsehen, können wir mit bloßem Auge einen der unzähligen von Menschen geschaffenen Satelliten erkennen, die den Planeten umkreisen, und sogar die internationale Raumstation, in der Menschen wie wir arbeiten – und vielleicht ab und zu von dort oben einen Blick auf das Wunder Erde werfen.

Wenn du dich bei Dunkelheit in der Natur aufhältst, kannst du bei klarem Himmel die Sterne, den Mond, die Planeten und die Sternbilder betrachten. Versuche die Himmelskörper zu identifizieren, mach dir Notizen und zeichne die Position der Sterne am Himmel an diesem bestimmten Tag des Jahres in dein Tagebuch. Benutze den Kompass, um einen Referenzpunkt für deine Beobachtungen zu bestimmen. Merke dir die Namen der Mondphasen, der betrachteten Sternbilder und präge dir alles ein, was dir sonst noch aufgefallen ist.

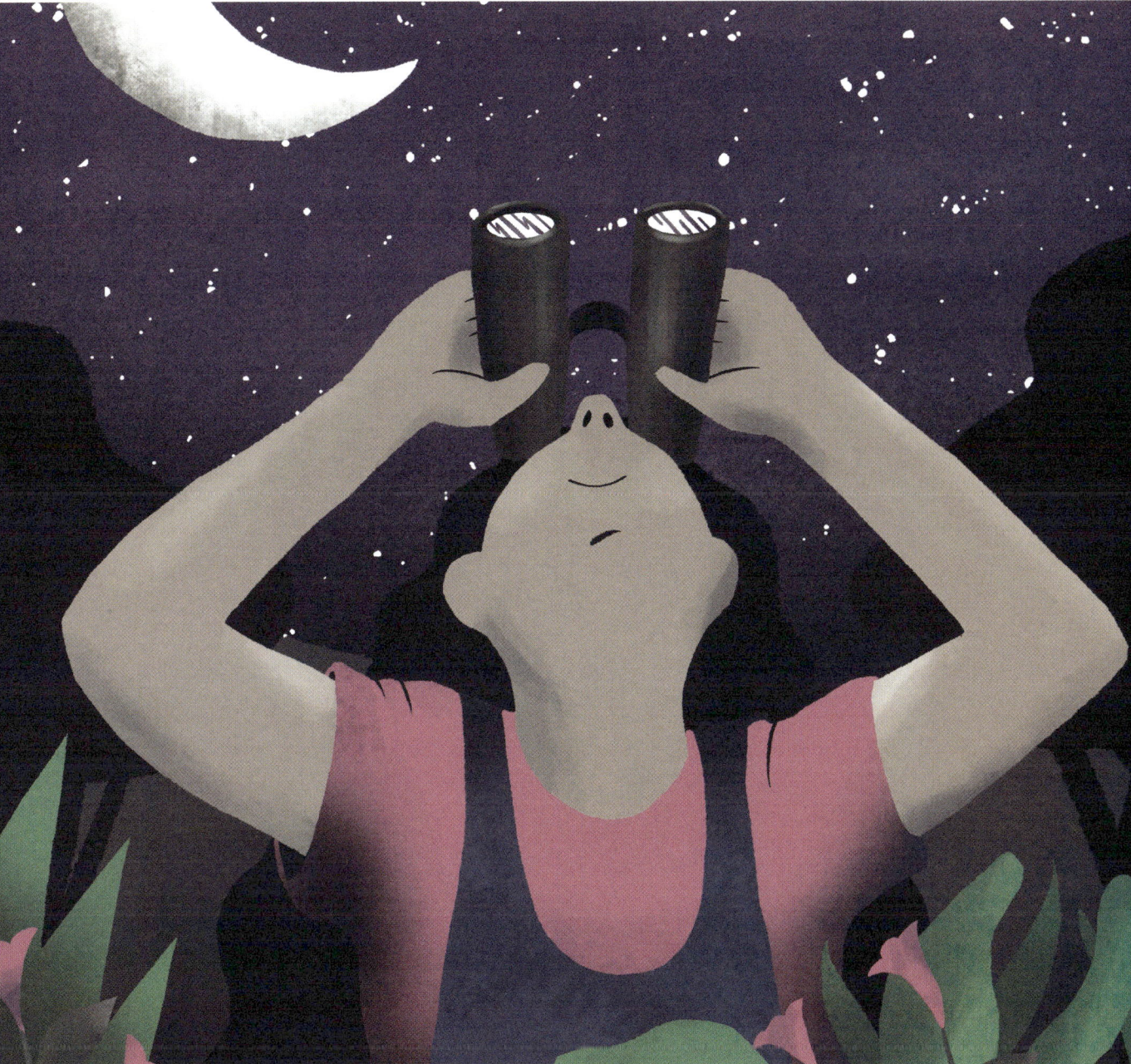

MOND UND MONDPHASEN

Der Mond ist der einzige natürliche Satellit unseres Planeten und umkreist die Erde in einer Entfernung von ungefähr 384 400 Kilometern.

Aufgrund der gleichlaufenden Rotation zeigt der umlaufende Körper dem Körper, um den er kreist, immer dieselbe Seite. Demzufolge wendet der Mond der Erde unabhängig vom Beobachtungspunkt immer dieselbe Seite zu. Die Mondphasen ergeben sich aus den verschiedenen Positionen, die der Mond während seines Umlaufs einnimmt – nicht nur in Bezug auf die Erde, sondern auch in Bezug auf die Sonne, die ihn beleuchtet.

Von unserem Planeten aus gesehen ist der Mond manchmal vollständig beleuchtet, manchmal nur teilweise und manchmal völlig dunkel. Diese wechselnden Mondphasen wiederholen sich jeden Monat in der gleichen Reihenfolge. Eine solche Periode dauert 29 Tage, 12 Stunden und 44 Minuten. Man unterscheidet vier Hauptphasen: Neumond, zunehmender Mond, Vollmond und abnehmender Mond. Dazwischen liegen die Phasen zunehmende Sichel, zunehmender Halbmond, abnehmender Halbmond und abnehmende Sichel. Es ist zwar wissenschaftlich nicht belegt, doch wird vermutet, dass der zunehmende Mond die Entwicklung von Pflanzen fördert, da die Säfte nach oben steigen. Bei abnehmendem Mond hingegen ziehen sie sich Säfte in die Wurzeln zurück, weshalb diese Phase auch als günstig für die Aussaat gilt.

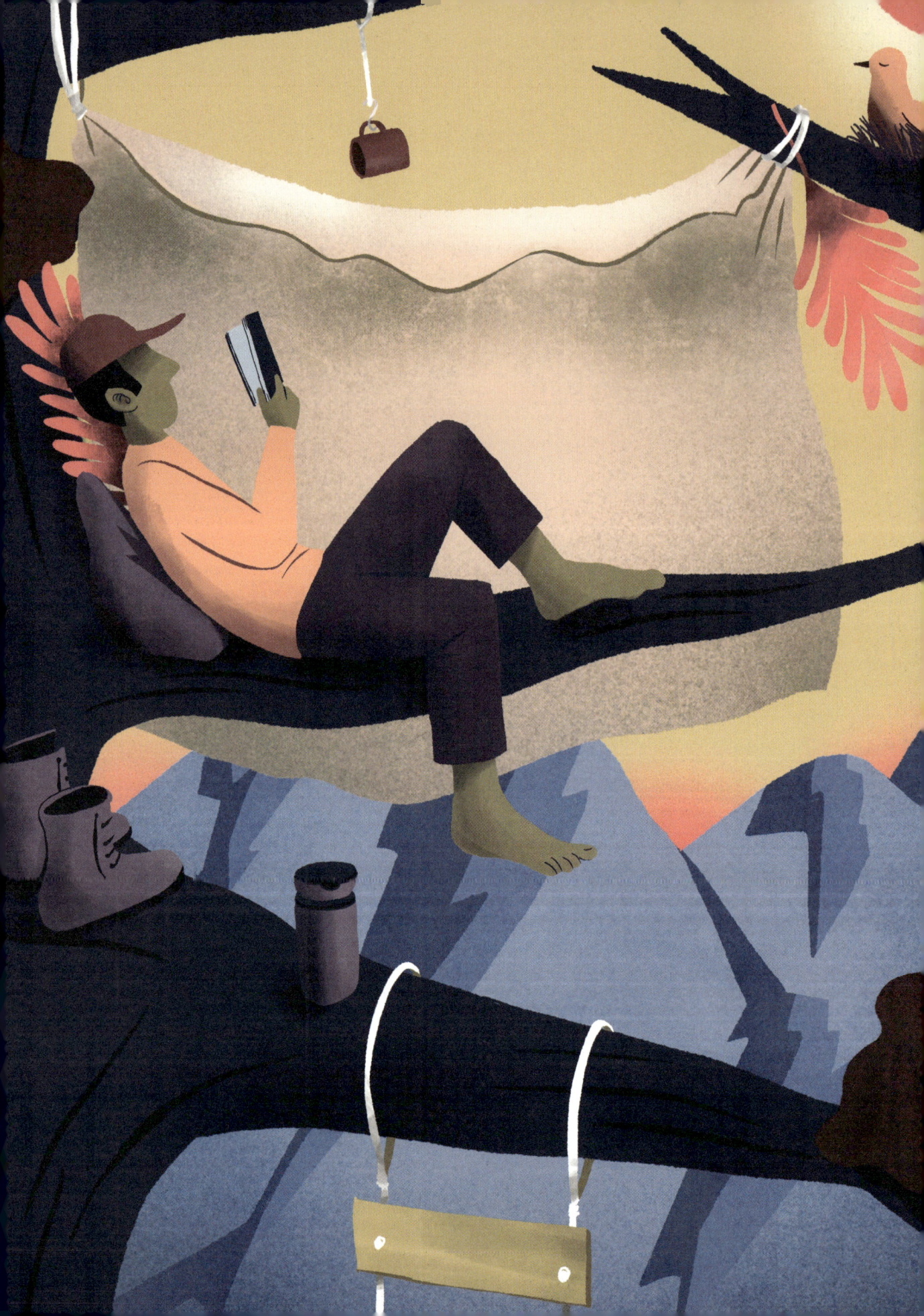

Überall zu Hause

Als Kinder haben wir die Erfahrung gemacht, dass wir uns nach einem kleinen geheimen Versteck in der Natur sehnen. Einen Ort, an dem wir Freundschaften pflegen und das Gefühl von Abenteuer inmitten der Wildnis empfinden, in einem geschützten Raum, den wir mit eigenen Händen erschaffen.

Das können wir auch als Erwachsene tun. Wenn wir uns eine Hütte oder einen Unterschlupf in der Natur bauen, bewirken wir damit in vielerlei Hinsicht Positives für uns selbst. Denn die handwerkliche Umsetzung eines kleinen Projekts, das wir uns ausgedacht haben, fördert unsere Kreativität und spornt uns an, Probleme zu lösen. Die richtigen Materialien zu finden und zu einem Gebilde zusammenzufügen ist nicht einfach, dazu braucht es Konzentration und Einsatz. Doch am Ende das fertige Werk zu betrachten gibt ein gutes Gefühl, an das man sich noch lange erinnert. Wenn wir unseren Unterschlupf draußen in der Natur beziehen, fühlen wir uns auch an einem Ort weit weg von zu Hause geschützt und gut aufgehoben. Dies lehrt uns, dass die Vorstellung von Sicherheit und Geborgenheit über die eigenen vier Wände hinausgeht, hinausgehen muss.

Für den Bau unserer ersten Hütte genügt es, zwei lange, ähnlich große, solide (nicht morsche oder zu alte) Stangen irgendwo dagegenzulehnen oder sie zusammenzubinden. Die oberen Enden sollten nebeneinander auf gleicher Höhe platziert werden, während die unteren Enden in einem Winkel von zirka 45 Grad versetzt werden können. In den Raum zwischen den beiden Stangen setzen wir kleinere Stöcke, bis eine Konstruktion entstanden ist, die wir mit Blättern und kleineren Ästen bedecken können. Auf die gleiche Weise gestalten wir eine der beiden Seiten und, wenn es uns gefällt, zum Teil auch die Seite, auf der wir eine Öffnung als Eingang lassen. Wir beziehen unser Versteck und genießen das Gefühl, zu Hause zu sein.

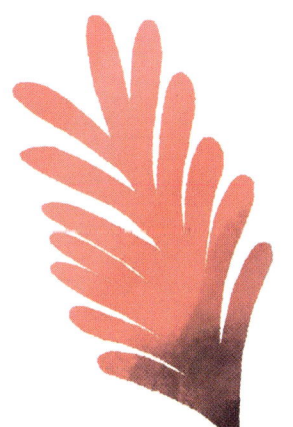

Wenn du in der Natur, die du durchstreifst, geeignete Materialien findest, bau dir dein kleines Refugium. Denk daran, deine Konstruktion zu fotografieren oder zu zeichnen. Merke oder notiere dir die Stelle, an der sie steht, und reiß sie nicht nieder, wenn du weggehst. Denn du wirst dich bestimmt freuen, wenn du sie später einmal intakt wieder vorfindest. Und es ist ein gutes Gefühl zu wissen, dass sie auch anderen als Schutz vor Kälte oder Regen dienen kann.

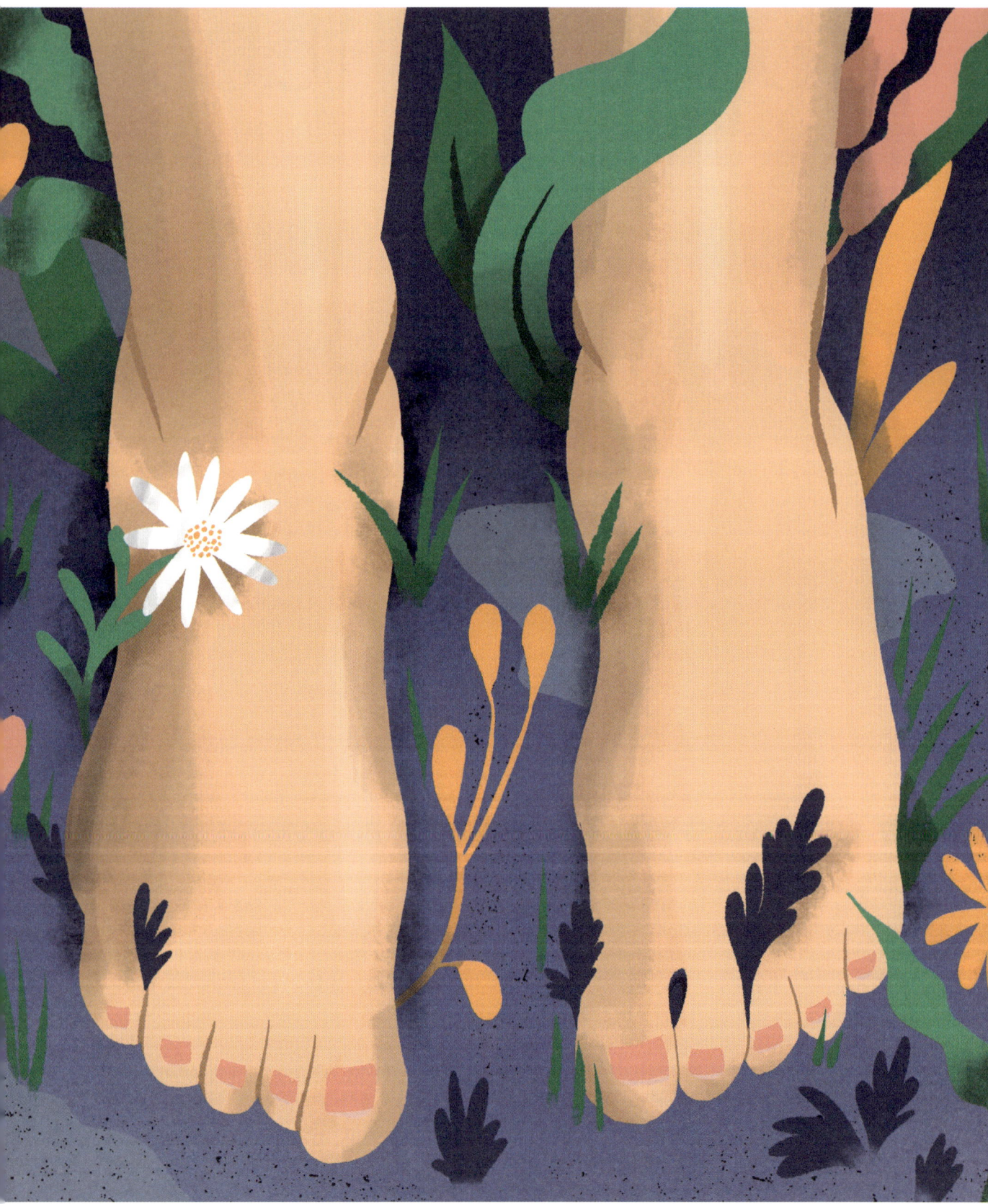

Ohne Schuhe

In einem 2012 in der Zeitschrift *Environmental and Public Health* veröffentlichten Artikel wurden die Ergebnisse einiger Forschender der *University of California Irvine* erstmals vorgestellt. Erläutert wurden die positiven Auswirkungen der als *Grounding* oder auch Erdung bezeichneten Praxis auf Körper und Geist, sprich das Barfußlaufen in der Natur, um sich natürliche Räume wieder zu eigen zu machen, sowie die zahlreichen Vorteile, die sich aus dem direkten Kontakt zwischen Körper und Boden ergeben können. Diese Praxis ist auch im Yoga und anderen Disziplinen wie Tai-Chi-Chuan und Qigong bekannt.

In früheren Jahrhunderten, als die Menschen die meiste Zeit barfuß gingen, hatten sie durch die Gewohnheit des Bodenkontakts starke und widerstandsfähige Fußsohlen und eine natürlichere Körperhaltung.

Genau das können wir uns heute wieder aneignen. Wenn wir unsere Schuhe ausziehen und mehrere Stunden lang barfuß laufen – am Strand, auf Steinen, auf einer Wiese oder im Wald –, verspüren wir nicht nur ein starkes Gefühl von Freiheit, sondern auch ein außergewöhnliches Gefühl der Verbundenheit, des Geerdetseins. Die Muskeln im Bereich von Fußgewölbe, Knöchel und Schienbein gewinnen unerwartet an Energie, und der Körper lädt sich im Tagesverlauf mit positiven Elektronen auf, die bei Kontakt mit dem Boden, der mit negativen Teilchen geladen ist, seine elektrostatische Ladung ausgleichen. Und das wiederum wirkt sich positiv bei Stress, auf das Immunsystem, die Stimmung und vieles mehr aus.

Wenn wir uns Momente gönnen, in denen wir auf das Tragen von Schuhen verzichten, können wir eine authentischere Beziehung zu unserer Umgebung aufbauen, da wir gezwungen sind, uns langsam zu bewegen und genau zu überlegen, wo wir unsere Füße hinsetzen, um Hindernissen auszuweichen. Dies gibt uns die Möglichkeit, unseren eigenen Weg zu gehen und uns dadurch unserer Einzigartigkeit als Individuen bewusst zu werden.

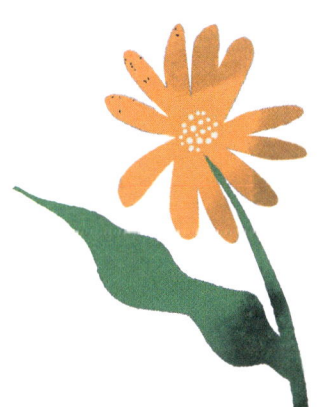

Wenn du in der Natur bist, zieh Schuhe und Socken aus und verstaue sie im Rucksack. Versuche, mit bloßen Füßen die Temperatur des Bodens zu spüren, die Rauheit der Steine, die Weichheit von Moos und Gras, die Frische der Bäche, die du querst. Konzentriere dich dabei auf deine Empfindungen, Wahrnehmungen und Eindrücke. Versuche, deinen Erdungsweg so lange wie möglich zu gehen – du wirst von den positiven Effekten überrascht sein.

Träumen unter Sternen

Eine der eindrücklichsten und bewegendsten Erfahrungen auf der Suche nach einer echten Verbindung zur Natur ist das Schlafen im Freien, unter Sternen, weit weg von zu Hause. Es braucht nicht viel Equipment oder Vorbereitung, um unsere erste Nacht auf einer Wiese oder im Schutz eines bequemen Lagers zu verbringen. Ein paar Utensilien, ein bisschen Mut und Abenteuerlust müssen aber mit ins Gepäck.

Das Übernachten im Freien kann eine taktisch clevere Lösung sein, wenn man eine mehrtägige Wanderung vorhat, ohne ein Zelt und andere schwere Dinge mit sich herumzuschleppen. Manchmal jedoch ist es die reine Freude an der Sache, denn das Einschlafen unter dem Sternenhimmel hat eine ganz eigene Magie und Faszination. Im Vorfeld sollte man sich jedenfalls die Wetterprognosen genau ansehen, um nächtliche Regengüsse und Gewitter zu vermeiden. Und man wird das Projekt wohl eher in der warmen Jahreszeit starten.

Dann gilt es, sich einen für die jeweils prognostizierten Temperaturen geeigneten Schlafsack zu besorgen, wobei auch der sogenannte Windchill-Effekt zu beachten ist, sprich der Umstand, dass die Umgebungstemperatur aufgrund von Wind kühler empfunden wird als die tatsächlich gemessene Temperatur. Auch eine Isomatte sollten wir mitnehmen, da der Boden nachts viel Feuchtigkeit abgibt. Und damit der Schlafsack an der Oberseite nicht feucht wird, ist es keine schlechte Idee, eine Plastikfolie zum Abdecken dabeizuhaben. Ebenfalls nicht schaden kann eine Woll- oder Baumwollmütze, die man aufsetzt, bevor man den Kopf in die Kapuze des Schlafsacks steckt. Immer hilfreich ist eine Taschen- oder Stirnlampe, wenn wir unser Bett im Freien vorbereiten und letzte Dinge im Rucksack verstauen, der uns als Kopfkissen dienen kann. Dann schlüpfen wir ohne Schuhe (wenn es die Temperatur erlaubt, auch ohne Kleidung) in unseren Schlafsack.

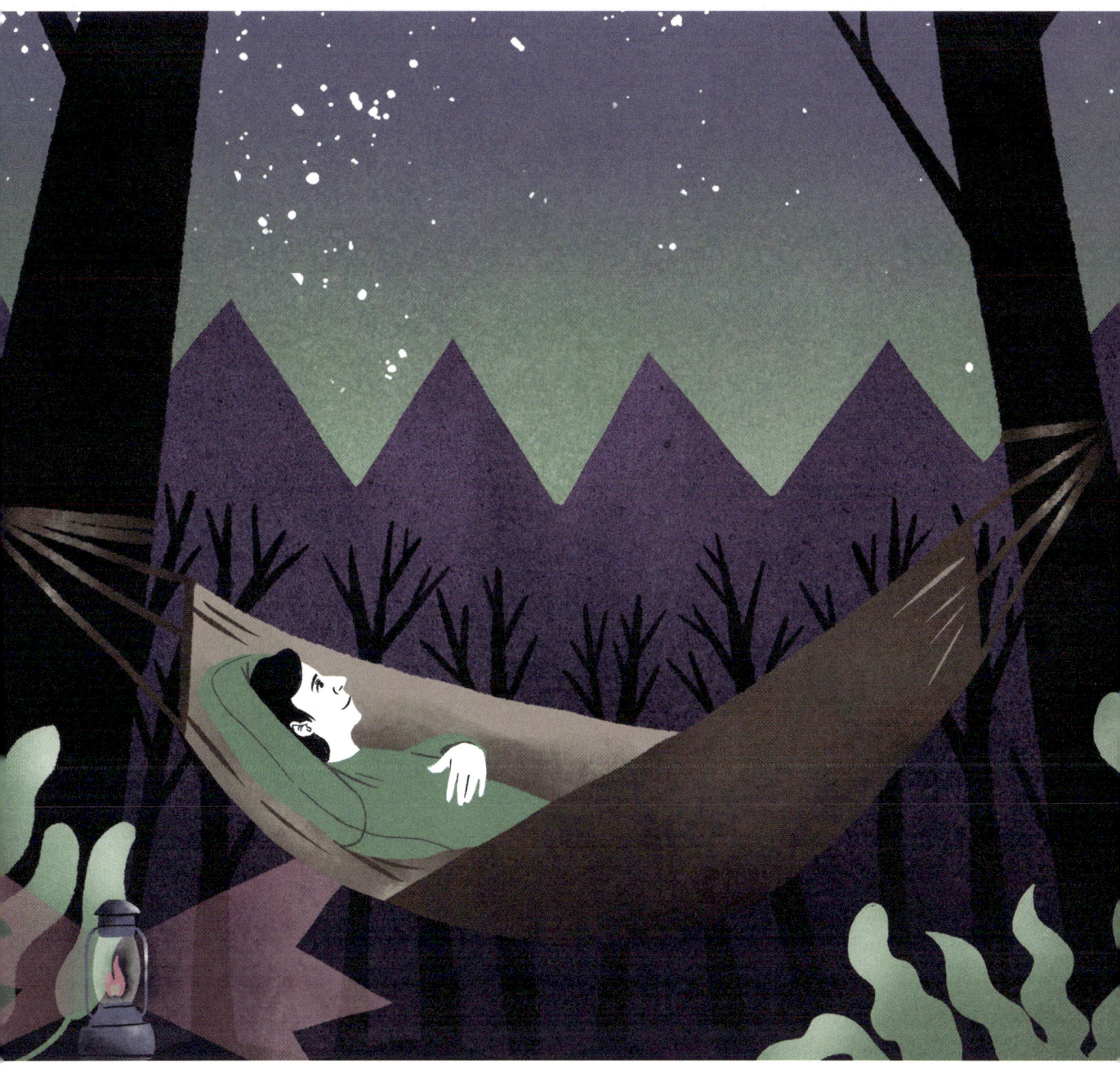

Bereite die Wanderung vor, die dich zu deiner ersten Übernachtung im Freien führen wird. Wenn du dieses Abenteuer im Alleingang planst, informiere im Vorfeld immer jemanden über deine Absichten. Achte auf die Gefühle, die dieses Erlebnis in dir auslöst, und denk daran, dass es völlig normal ist, Angst zu empfinden. Der Gedanke, einzuschlafen und von Tieren oder Menschen angegriffen zu werden, liegt in unserer Natur, und wir können uns davon nur durch Erfahrung befreien. Und wenn du nach der Nacht im Freien den Sonnenaufgang erlebst, wirst du dich gestärkt und sicher fühlen, ganz eins mit der Natur.

Kapitel 5

NATUR LEBEN

Nachhaltigkeit und menschliches Glück

....

Wann immer wir an einen natürlichen Lebensraum denken, müssen wir uns fragen, ob die Ausbeutung der Ressourcen unserer Erde durch den Menschen langfristig tragbar ist. Es geht also um die Frage der ökologischen Nachhaltigkeit. Dieser Begriff ist heute allgemein gebräuchlich und wird tagtäglich in vielen Bereichen verwendet, von wissenschaftlichen Kongressen zum Klimawandel bis hin zu Marketingkampagnen für Produkte oder Dienstleistungen.

Es ist unbestreitbar, dass wir bisher alle möglichen Güter produziert, in Umlauf gebracht und konsumiert haben, ohne dabei ernsthaft die Kosten im Hinblick auf Abholzung, Bodenqualität und -verbrauch, gesunde Luft, Verfügbarkeit von Wasser und alle anderen für das Leben von Pflanzen, Tieren und Menschen notwendigen Ressourcen zu bedenken. Mittlerweile haben wir jedoch einen kritischen Punkt erreicht, denn wir verbrauchen mehr natürliche Ressourcen, als unser Planet neu generieren kann. Der Erdüberlastungstag oder *Earth Overshoot Day* ist der Tag im Jahr, an dem die menschliche Nachfrage nach nachwachsenden Rohstoffen das Angebot und die Kapazität der Erde zur Reproduktion dieser Ressourcen in diesem Jahr übersteigt. Bestürzend ist, dass dieser Tag jedes Jahr früher kommt.

In den meisten Industrieländern sind die regenerativen natürlichen Ressourcen bereits in der ersten Jahreshälfte erschöpft, sodass am

Ende des Jahres Ressourcen in der Größenordnung von zwei Planeten Erde (oder mehr) nötig wären, um die industrielle Produktion aufrechtzuerhalten und den Verbrauch zu decken. Es liegt auf der Hand, dass es dringend notwendig ist, sich neue Wirtschafts- und Produktionsmodelle zu überlegen, die weniger Auswirkungen hinsichtlich der Nutzung natürlicher Ressourcen haben. Denn nur so lässt sich eine Abnahme der biologischen Vielfalt, aber auch eine Verschlechterung der Lebensqualität von uns allen vermeiden.

Neueste Studien zeigen endlich auf, wie sich Umweltverschmutzung, Klimawandel und andere Folgen der Industrialisierung auf das kollektive Glück einer Nation und das Glück des Einzelnen auswirken.

Bhutan, ein kleines buddhistisches Königreich im asiatischen Himalaja, schlägt eine interessante Kennzahl zur Messung des tatsächlichen menschlichen Wohlergehens vor, die den von der Wirtschaft geschaffenen Wohlstand ebenso berücksichtigt wie die Lebenszufriedenheit der Menschen im Land. Dieser Index wird BNG oder »Bruttonationalglück« genannt (englisch *GNH* bzw. *Gross National Happiness*) – ganz absichtlich in Anlehnung an das BIP oder Bruttoinlandsprodukt, das den Gesamtwert der in einem bestimmten Zeitraum in einem Staat produzierten und verkauften Güter, Waren und Dienstleistungen angibt. Klar ist, dass das BIP das Wohlergehen einer Nation nur unzureichend beschreibt: Auch die Kosten für den Verlust eines natürlichen Erbes, das nicht mehr wiederhergestellt werden kann – wie Gletscher, Tierarten, Wälder und alle Ressourcen, die zur Schaffung von Wohlstand genutzt werden –, sowie die Auswirkungen dieses Verlusts auf das Glück der Menschen und ihre künftigen Lebensbedingungen müssen dringend in die Bilanz einbezogen werden.

In die Berechnung des BNG-Index fließen Faktoren wie Luftqualität, Gesundheit der Ökosysteme, Gesundheit der Bürger:innen, Bildung und Lebendigkeit der Gemeinschaft ein. Solche »Indikatoren des Wohlergehens« können bei der Bewertung der Auswirkungen von Umweltaspekten auf das menschliche Glück hilfreich sein.

Tatsächlich schlagen sich die auf Lebens- und Verhaltensweisen sowie Gesetzmäßigkeiten der Weltwirtschaft zurückzuführenden Folgen von Klimawandel und Luftverschmutzung als Kosten zu Buche, die sich in der Unzufriedenheit derjenigen manifestieren, die in entsprechend betroffenen Gebieten leben. Menschen, die in grüneren städtischen Räumen und an Küsten leben, geben hingegen an, ein glücklicheres Leben zu führen.

Bhutan stellt sicher, die Bedingungen dafür zu schaffen, dass der einzige Zweck wirtschaftlicher Entwicklung das Glück der Menschen im Land ist. Im Laufe der Jahre hat sich der BNG-Index zu einem eher quantitativen Indikator entwickelt, auch als Reaktion auf die unerwartete weltweite Aufmerksamkeit, die er erlangt hat. Heute wird er als ein multidimensionaler Entwicklungsansatz definiert, mit dem ein harmonisches Gleichgewicht zwischen materiellem Wohlstand und spirituellen, emotionalen wie auch kulturellen Bedürfnissen der Gesellschaft angestrebt wird.

Das Schlüsselwort ist »Gleichgewicht«, das sich dadurch erreichen lässt, dass körperliches und seelisches Wohlbefinden mit wirtschaftlichen Anforderungen und der Verantwortung für die Umwelt in Einklang gebracht werden. Auch wenn Bhutans BNG von den meisten Industrieländern der Welt offiziell nicht übernommen wurde, kommt die Diskrepanz zwischen Wohlstand und Glück immer deutlicher zum Ausdruck. Die Natur und das Gefühl der Nähe zu ihr spielen in diesem Zusammenhang eine entscheidende Rolle und haben großen Einfluss darauf, inwieweit sich unsere Lebenszufriedenheit steigern lässt.

Von daher scheint ein Prozess des Re-Wilding als Weg der Rückbesinnung auf die Natur eine Verantwortung, die wir im Interesse des Gemeinwohls wahrnehmen sollten.

Die Förderung von Aspekten wie das Verhältnis zur Natur, die Qualität der Gedanken, körperliches Wohlbefinden, Spiritualität und eine lebendige Gemeinschaft ist für jede Nation mindestens ebenso wichtig wie eine solide und florierende Wirtschaft.

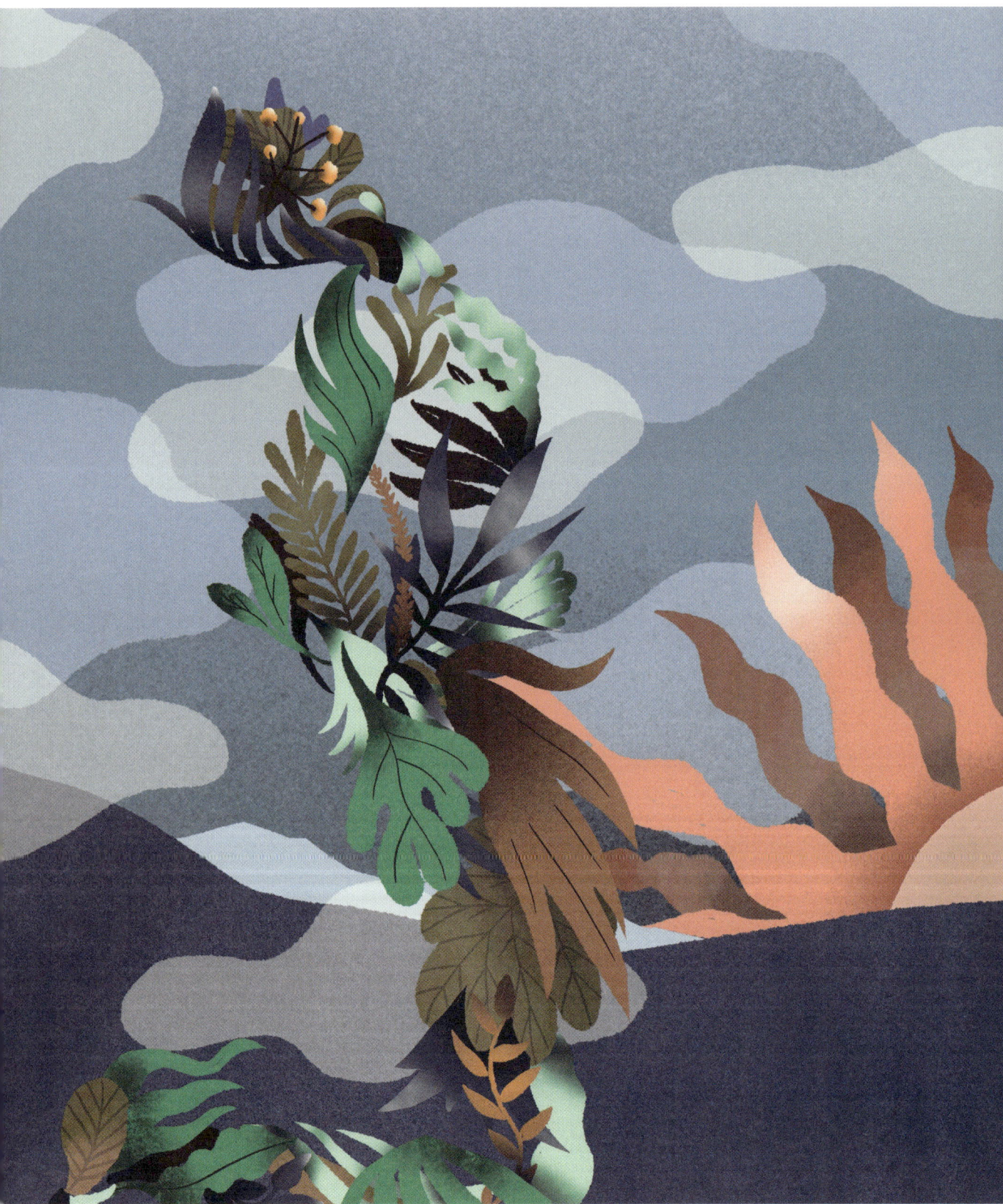

Erwachen

Im Jahr 1937, nach dem Erfolg des Films *Lost Horizon* und der Glorifizierung von Frank Capra als Hollywoods Top-Regisseur, krempelte ein junger Autor namens Peter Kelder die Ärmel hoch und schrieb das Drehbuch für einen weiteren Film, der in Tibet und im Himalaya spielen sollte. Es erzählt die Geschichte des gealterten Colonel Bradford, eines Offiziers der britischen Armee, der von tibetanischen Mönchen in das Geheimnis der ewigen Jugend eingeweiht wird und stark verjüngt nach Hause zurückkehrt.

Kelders Idee wurde 1949 adaptiert und zu einem der ersten Lebensratgeber in der Geschichte mit dem Titel *Ancient Secret of the Fountain of Youth*. Darin wird das Geheimnis eines langen und gesunden Lebens erklärt, das darin besteht, täglich einfache Übungen auszuführen, die an Yogapositionen erinnern und für (fast) jede:n machbar sind. Als das Buch in den 1980er-Jahren wiederentdeckt und neu aufgelegt wurde, wurde es ein weltweiter Erfolg, da die von Kelder vorgeschlagenen Übungen eine außerordentlich positive Wirkung auf Körper und Geist zu haben scheinen. Auf Deutsch erschien es mit dem Titel *Die Fünf Tibeter: Das alte Geheimnis aus den Hochtälern des Himalaya lässt Sie Berge versetzen.*

Heute bezeugen viele Menschen, dass die Routine der fünf tibetischen Riten zu einer beachtlichen Steigerung der Lebensenergie, einer Verbesserung der Haut, der Haare, des Herz-Kreislauf-Systems und des allgemeinen körperlichen Erscheinungsbilds führt. Auch der Geist scheint ruhiger, entspannter, in Harmonie. Die Durchführung dieser Übungen an der frischen Luft schafft ein starkes Gefühl der Verbundenheit mit der Umgebung, das sich durch eine kurze abschließende Meditation noch intensivieren lässt.

Informiere dich über die fünf tibetischen Riten und die Yogapositionen, aus denen sich die Übungsreihe zusammensetzt. Ich empfehle dir, die Übungen morgens zu machen, am besten nüchtern. Wenn das Wetter passt, kannst du die Riten auch draußen in der Natur an einem Ort vollziehen, den du für geeignet hältst. Die enorme Energie, die durch die Ausführung dieser Bewegungen entsteht, und das dabei aufkommende Gefühl der Verbundenheit mit der Umwelt und dir selbst werden dich überraschen.

DIE FÜNF TIBETER

Erster Ritus: Aufrecht stehen. Die Arme waagrecht vom Körper wegstrecken, die Handflächen nach unten drehen. Langsam im Uhrzeigersinn auf der Stelle um die eigene Achse drehen. Die Augen dabei offen halten und zu Boden blicken, ohne den Kopf nach vorn zu neigen.

Zweiter Ritus: Flach auf den Rücken legen. Die Arme eng anliegend parallel zum Körper ausstrecken, die Handflächen auf den Boden legen. Einatmen, den Kopf anheben und das Kinn zur Brust ziehen. Gleichzeitig die gestreckten Beine bis in die Senkrechte anheben. Mit der Ausatmung Kopf und Beine langsam wieder in die Ausgangsposition senken. Alle Muskeln entspannen.

Dritter Ritus: Auf den Boden knien, die Knie schulterbreit, das Becken in einer Linie mit den Knien. Den Oberkörper aufrichten und die Handflächen unter dem Gesäß auf die Rückseite der Oberschenkel legen. Einatmen, den Kopf in den Nacken, ins Hohlkreuz gehen, um den Brustkorb zu öffnen, dabei die Gesäßmuskeln fest anspannen. Mit der Ausatmung den Kopf nach vorn neigen und das Kinn zur Brust führen. Während der gesamten Übung die Hände an den Oberschenkeln oder am Becken abstützen.

Vierter Ritus: Auf den Boden setzen und die Beine nach vorn ausstrecken, die Füße schulterbreit. Die Handflächen mit nach vorn zeigenden Fingern seitlich auf den Boden legen. Den Oberkörper aufrichten und das Kinn zur Brust senken. Einatmen und den Kopf sanft nach hinten neigen. Gleichzeitig die Hüften anheben und die Beine anwinkeln, bis der Rumpf mit den Oberschenkeln eine gerade Linie parallel zum Boden bildet. In dieser Brückenstellung den Kopf leicht nach hinten geneigt halten. Alle Muskeln anspannen, vor allem die Gesäßmuskeln, und kurz den Atem anhalten. Mit der Ausatmung die Muskeln entspannen und zurück in die Ausgangsposition.

Fünfter Ritus: In der Bauchlage die Hände wie zum Liegestütz unter den Schultern positionieren. Beim Einatmen die Zehen aufrollen, Hände und Füße gleichzeitig fest auf den Boden drücken, das Becken nach oben bewegen und Arme und Beine strecken. Der Körper bildet ein umgekehrtes »V«, das Kinn dabei leicht in Richtung Brustbein gezogen, der Rücken möglichst gerade. Mit der Ausatmung die Position auflösen und die Beine wieder am Boden ablegen, aber mit gehobenem Oberkörper, geöffneter Brust und dem Blick zum Himmel, in der Kobra-Position.

Mit vollem Bauch

Professor Martin Nyffeler von der Universität Basel hat in einer Studie herausgefunden, dass auf der Erde rund 25 Millionen Tonnen Spinnen leben, die in 45 000 verschiedene Arten unterteilt sind. Diese Tiere vertilgen im Jahr bis zu 800 Millionen Tonnen Insekten und regulieren so – zusammen mit Ameisen und Vögeln – die Anzahl der Insekten in den Ökosystemen. Ebendiese, von jeder Tierart übernommene Schutzmaßnahme trägt zum Gleichgewicht der Populationen der verschiedenen Arten bei. Der Mensch hingegen ernährt sich, ohne sich um die Ökosysteme zu scheren, und geht dabei sogar so weit, sie zu zerstören.

Die Entscheidung, was wir essen, ist eine Form des Aufbaus einer Beziehung zu uns selbst und zu allem, was die Wirklichkeit ausmacht: Natur, Tiere, Menschen, Materie. Wir müssen uns dieser Zusammenhänge sehr schnell bewusst werden, wenn wir eine wirkliche Strategie der ökologischen Nachhaltigkeit auf lange Sicht entwickeln wollen.

Derzeit gibt es keine Aussicht auf ernsthafte Veränderungen der Lebensmittelproduktions- und -vertriebssysteme, die weniger zerstörerische Folgen für die Umwelt mit sich bringen würden. Die Hauptgründe dafür sind die große Anzahl von Menschen, die täglich essen müssen, die Unaufmerksamkeit oder Unwissenheit von uns Verbraucherinnen und Verbrauchern und die Industrialisierung der Lebensmittelproduktion und -verteilung, die jeden echten Umweltschutz unmöglich macht.

Dennoch können wir etwas tun, um schädliche Auswirkungen auf die Ökosysteme zu begrenzen, und sei es nur dadurch, dass wir bei der Auswahl der Produkte, die wir kaufen, sehr selektiv vorgehen. Die Umwelt zu respektieren und nach echter ökologischer und sozialer Nachhaltigkeit zu streben heißt auch zu verzichten: auf Tierarten, die als gefährdet gelten, auf Gemüse, das nicht saisonal ist, auf Produkte, von denen man weiß, dass unterbezahlte Arbeit und unangemessene Produktionsverfahren dahinterstecken. Auch die Verpackung von Lebensmitteln ist ein Faktor, der bei der Auswahl der Produkte im Supermarkt berücksichtigt werden sollte. Unser Re-Wilding-Weg erfordert, dass wir uns der Auswirkungen der Produktionskette der von uns gekauften Lebensmittel bewusst werden und darauf achten.

Es ist kein so großer Aufwand, sich auf die Suche nach Nahrungsmitteln und Produkten zu machen, die angesichts des gegenwärtigen ökologischen Ausnahmezustands auch wirklich vertretbar sind. Versuchen wir, Kleinerzeugern und -erzeugerinnen sowie lokalen Unternehmen den Vorzug zu geben. Auch das ist eine Möglichkeit, das sozioökonomische Gefüge des Ortes, an dem wir leben, zu unterstützen.

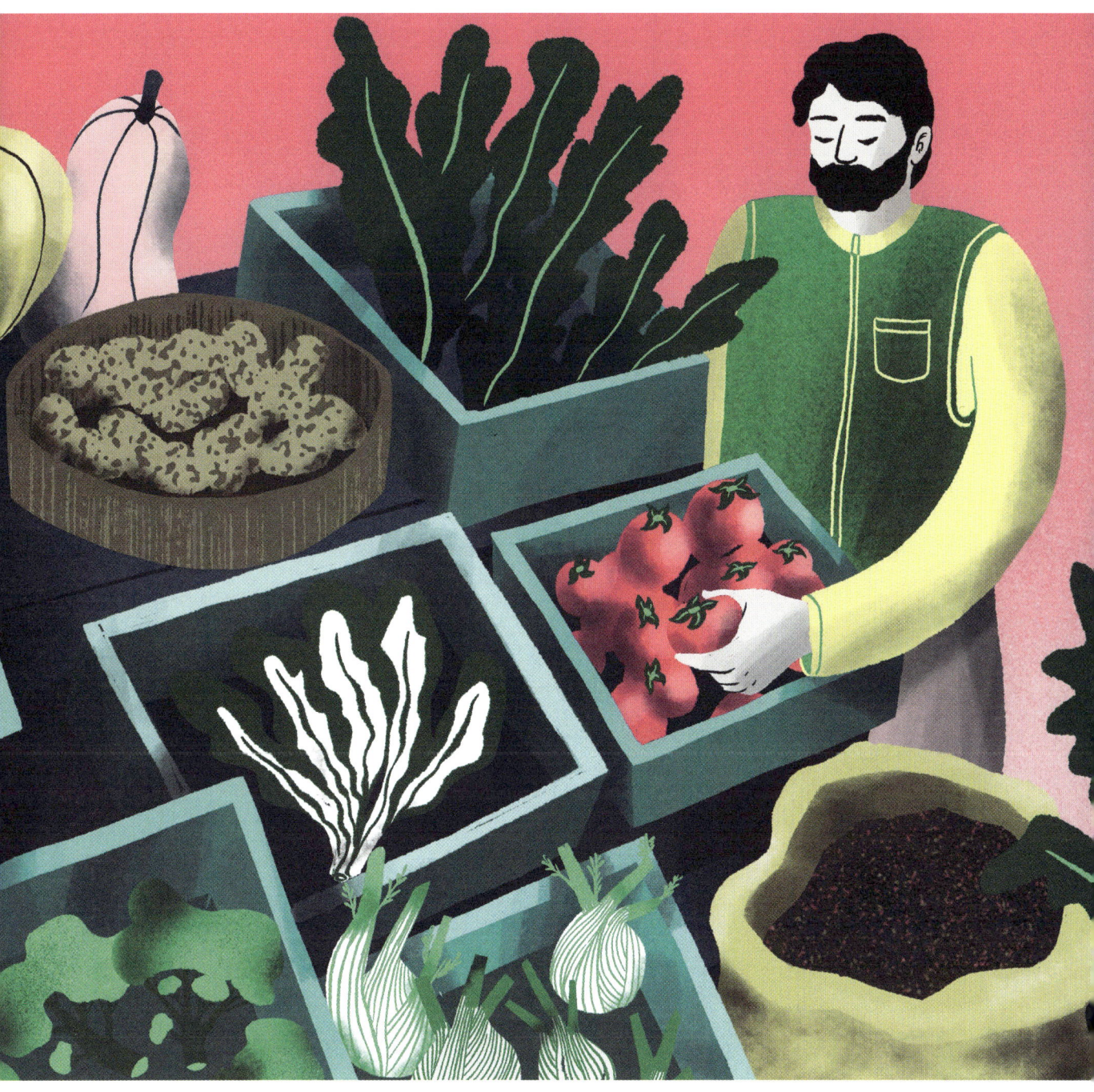

Erstelle eine Liste der Nahrungsmittel, auf die du nicht verzichten willst, und überlege dir, welche Auswirkungen sie auf die Umwelt haben. Informiere dich über die Saisonalität von Obst und Gemüse und wähle nur das, was zur richtigen Zeit am nächstgelegenen Ort erzeugt bzw. verkauft wird. Vermeide nach Möglichkeit Produkte mit umweltschädlichen Verpackungen und versuche, den von dir verursachten Müll (einschließlich Bioabfall) zu minimieren.

Sprechendes Gestein

Das Magma, das unter der Erdkruste brodelt, ist in ständiger Bewegung. Je näher dem Erdmittelpunkt, desto höher ist die Temperatur dieser geschmolzenen Masse. Dadurch bilden sich sogenannte Konvektionsströme, die dazu führen, dass Material aus tiefen Schichten in Richtung Erdkruste aufsteigt und dabei abkühlt. Und das wiederum bewirkt, dass es zurück in die Tiefe der Erde sinkt. Diese ständigen Umwälzungen sind auch der Grund für die Bewegung der Erdkruste: Wenn zwei Platten auseinanderdriften, entstehen Risse, und wenn diese bis weit hinunter in magmatische Schichten reichen, steigt ebendieses Magma an die Oberfläche.

Wenn das Magma austritt und abkühlt, kondensieren und trennen sich die verschiedenen Bestandteile seiner Masse. Dabei entstehen Kerne, die sich dann in große Kristalle verwandeln. Das Material, aus dem das Magma besteht, bestimmt also die Stoffe, aus denen sich Mineralien zusammensetzen. Faktoren wie Druck, Hitze, Raum und Zeit wiederum bestimmen, wie der Kristallisationsprozess abläuft.

Auf unseren Wanderungen werden wir vielleicht auf Steine stoßen, in die verschiedene Kristalle eingelagert sind. Mein Tipp: Nimm sie in die Hand und betrachte sie eingehend. Kristalle gelten traditionell als Träger von Informationen und spezifischen Schwingungen oder Frequenzen, die die Schwingung und Frequenz anderer Objekte oder Körper, mit denen sie in Berührung kommen, beeinflussen und verändern können. Manche Menschen glauben daher, dass Kristalle heilende Eigenschaften haben und dabei helfen, Meditationen und auch das Leben derer, die sie tragen, zu lenken.

Die Eigenschaften der Kristalle — Farbe, Entstehungsprozess und Mineralklasse — bestimmen ihre Einzigartigkeit und mögliche Verwendung. Diese Eigenschaften sind das Ergebnis von Umwandlungen, die Millionen von Jahren dauern können: Jeder Kristall ist in diesem Sinne ein reiner Ausdruck der generativen Mechanismen der Natur und stellt daher einen kleinen Schatz dar, der sorgfältig gehütet werden will.

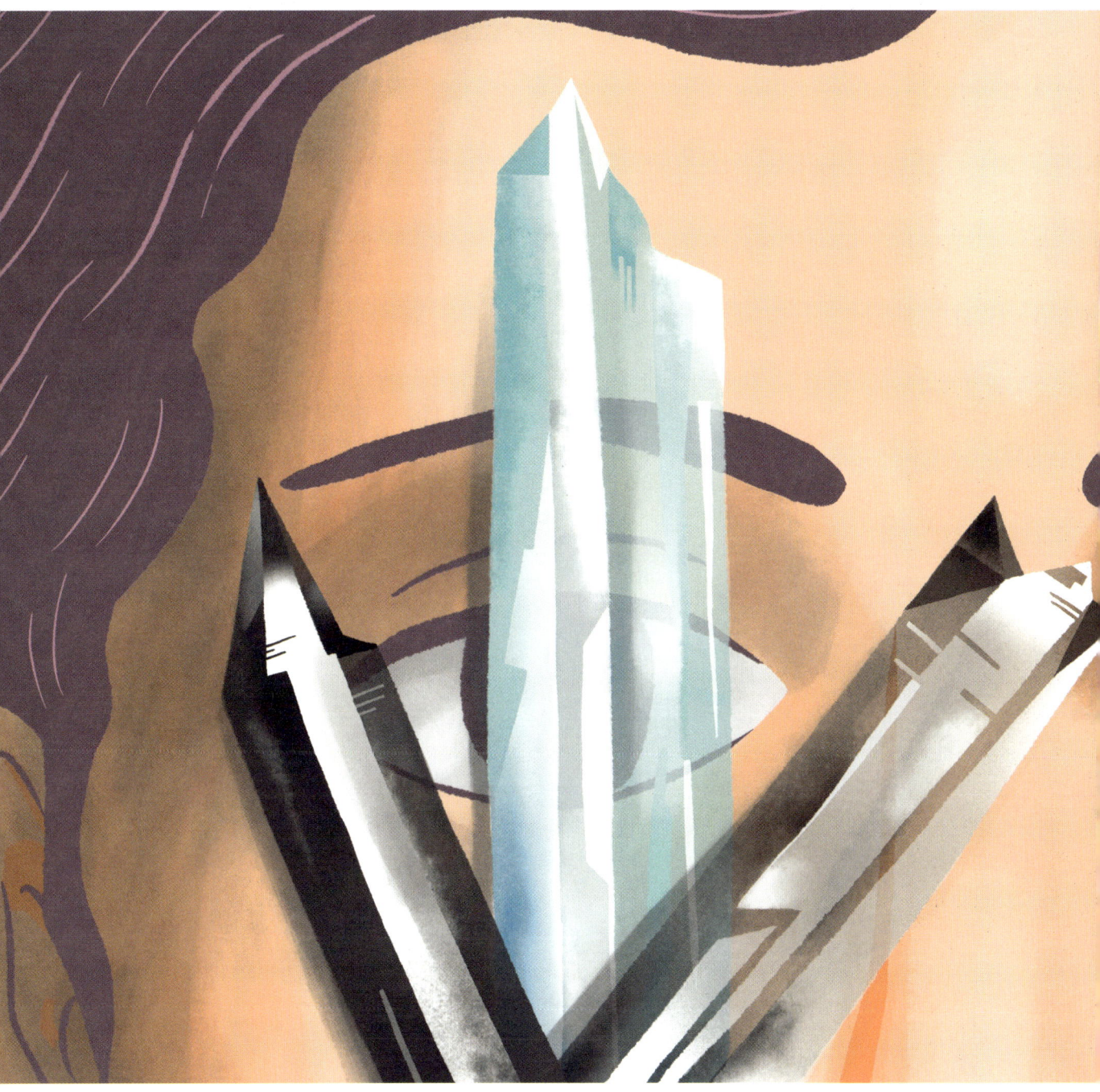

Informiere dich über Orte in deiner Nähe, an denen du am ehesten Kristalle finden könntest. Auch im Internet gibt es zahlreiche Quellen zu diesem Thema. Wenn du bei einer Wanderung einen Stein entdeckst, in den ein Kristall eingelagert ist, mustere diesen und versuche, die Art zu bestimmen. Notiere dir, wo du ihn gefunden hast, vielleicht hast du ja eine ganze Lagerstätte entdeckt. Nimm nichts mit, was du nicht wirklich brauchst. Lass auch etwas für die, die nach dir kommen.

QUARZ

Quarz ist das auf der Erde am weitesten verbreitete Mineral. Viele Gesteinsarten gehören zur großen Familie der Quarze, auch wenn sie unterschiedliche Namen tragen: Achat, Jaspis und Chalzedon sind nur einige Beispiele. Die größten Quarzvorkommen gibt es in Mexiko, Russland, Brasilien, Kanada, den Vereinigten Staaten, Uruguay, Deutschland und Indien. Reiner Quarz, der gut ausgebildete Kristalle entwickelt, wird als Bergkristall bezeichnet. Das Wort geht auf das altgriechische *krystallos* (Eis) zurück, denn nach den antiken Vorstellungen war Bergkristall gefrorenes Wasser, das nicht mehr auftauen konnte.

In allen Kulturen gilt Quarz als ein Mineral mit magischen und heilenden Kräften, das zur Abwehr von Dämonen und Krankheiten sowie als Kraft- und Energiespender eingesetzt wurde. Im Mittelalter glaubte man, eine Kristallkugel habe hypnotische und hellseherische Eigenschaften und könne die Person, die sie anstarrt, in Trance versetzen, um in die Vergangenheit zu reisen, die symbolische Essenz der Gegenwart zu begreifen und die Zukunft vorherzusagen.

Bei den Urvölkern Nordamerikas und Birmas galten Quarze als lebendige Wesen. Zum Zeichen der Verehrung wurden ihnen bei religiösen Zeremonien Gaben dargebracht, um ihre Gunst zu erlangen.

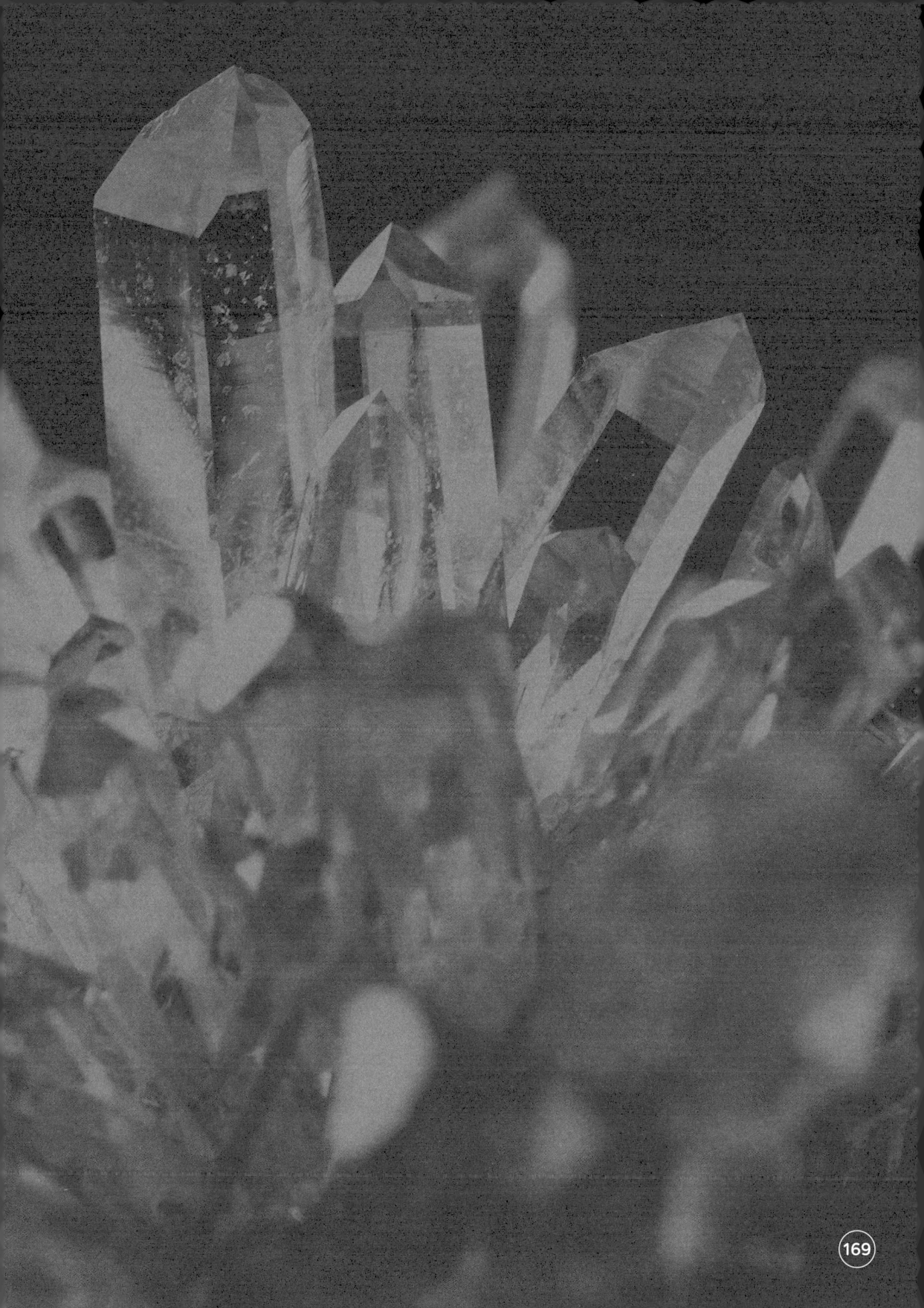

Eine Bibliothek anlegen

Wildnis und Natur sind in vielen bekannten Meisterwerken der Literatur beschrieben worden. Deshalb sollten wir uns unsere eigene kleine Bibliothek mit einschlägigen Werken anlegen. Der Bezug zur Natur ist für alle inspirierend, die das bewegende Gefühl kennen, in Verbundenheit mit ihr zu leben. Neben Romanen gibt es auch interessante Essays, die wir lesen und aufbewahren können, sowie Biografien großer Entdecker, die immer dann sehr gelegen kommen, wenn wir das Bedürfnis haben, uns der Natur nahe zu fühlen und mithilfe der Worte derer, die unvergessliche Abenteuer erlebt haben, in sie einzutauchen.

Ein Autor, der unsere Bibliothek bereichern kann, ist John Muir, der uns in seinen Schriften von wunderbaren Abenteuern in der Wildnis der Sierra Nevada in Kalifornien erzählt. Als Naturschutzaktivist trug er zur Erhaltung des Yosemite Valley und anderer Gebiete bei, die unter Schutz gestellt wurden.

Ein weiterer Schriftsteller, den man unbedingt kennen muss, ist Henry David Thoreau, der Autor von *Walden. Leben in den Wäldern*. In diesem berühmt gewordenen Buch erzählt er von seinen zwei Jahren als Aussteiger, als er der Stadt und dem Materialismus der Gesellschaft den Rücken kehrte und einsam inmitten der Natur lebte, wo er sich an einem See namens Walden selbst eine kleine Hütte baute. Dieses Meisterwerk nimmt uns buchstäblich mit auf ein Abenteuer, bei dem es um Langsamkeit, Naturbeobachtung, Wanderungen in der Stille und zahlreiche Gedanken über das menschliche Dasein geht.

Von Ralph Waldo Emerson stammt die Essaysammlung *Nature*, in der Reflexionen darüber angestellt werden, wie wichtig es ist, dass der Mensch seine Rolle wiederentdeckt und durch Verbundenheit und Begegnung auf Augenhöhe zu einem neuen Einklang mit der Natur findet.

Andere bekannte Größen, die viel zu diesem Thema zu sagen haben, sind Richard Mabey mit seinen Meisterwerken *Nature Cure* und *The Perfumier and the Stinkhorn*, Italo Calvino und sein wunderbarer *Baron auf den Bäumen* oder die Dichterin und Pulitzer-Preisträgerin Mary Oliver. Beim Stöbern in Bibliotheken, Buchhandlungen oder im Gespräch mit deinen aktuellen und künftigen Wanderkameradinnen und -kameraden wirst du bestimmt noch viele andere entdecken.

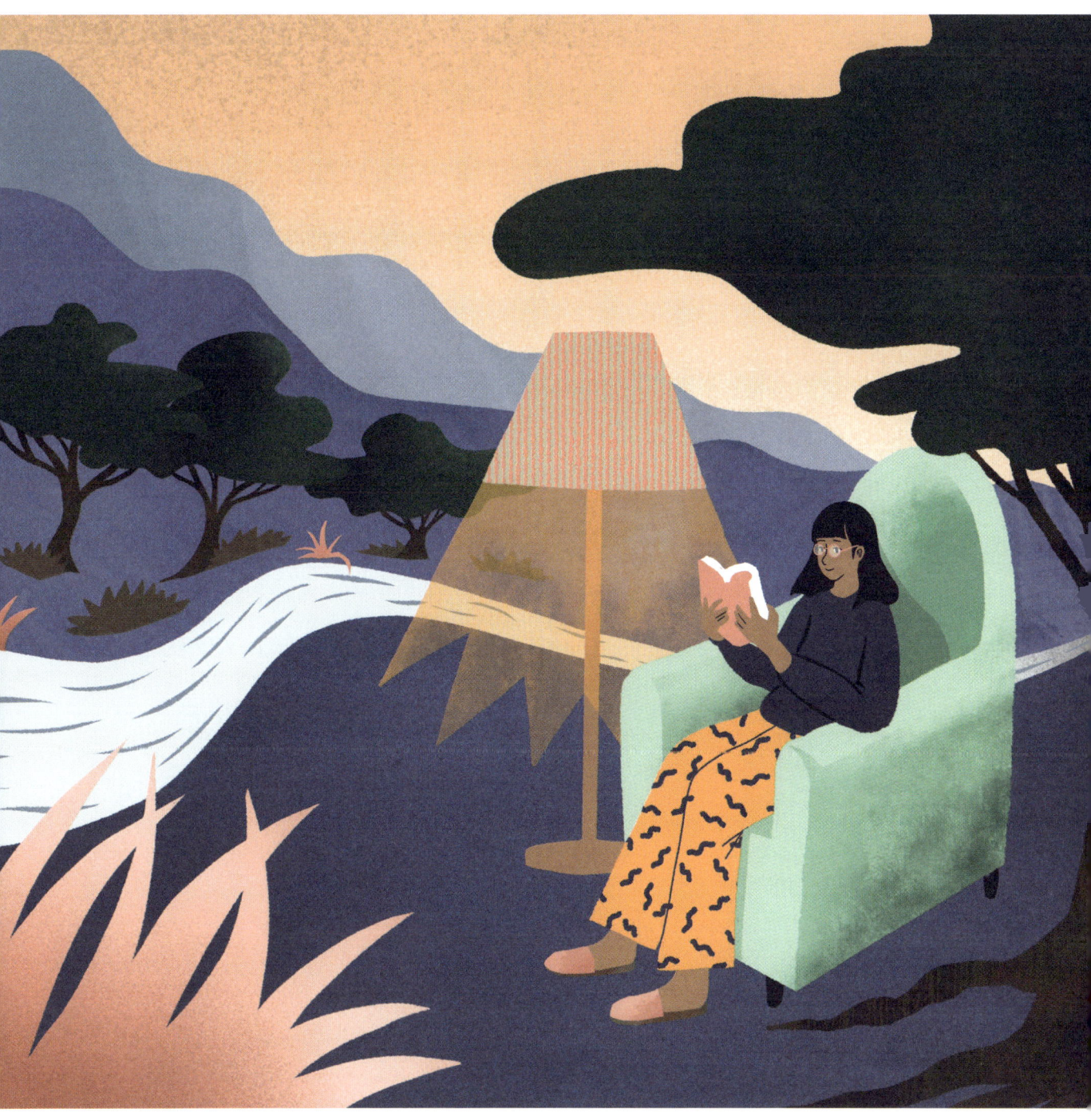

Widme eines oder mehrere Regale deiner Bibliothek Büchern, die dich dazu inspirieren, die Natur auf bestmögliche Weise zu erleben: durch Vorstellungskraft und das Beispiel großer Entdecker. Suche nach AutorInnen und Autoren, die dir für deine Naturliteratur grundlegend erscheinen.

171

Glück teilen

Leo Tolstoi schrieb, dass Glück nur dann real ist, wenn es geteilt wird. Das ist auch die Moral des Films *Into the Wild*, der auf dem gleichnamigen Roman von Jon Krakauer basiert. Erzählt wird darin die wahre Geschichte von Christopher McCandless, der alles hinter sich lässt, um in der Wildnis zu leben, wo er am Ende völlig auf sich allein gestellt stirbt, wahrscheinlich an den Folgen des Verzehrs giftiger Beeren.

Das Glück, eine Wanderung zu teilen, ist eine wunderbare Möglichkeit, einen bereits erkundeten Weg nochmals zu gehen oder sich einer Herausforderung zu stellen, an die wir uns im Alleingang nicht heranwagen würden. Einen Weg gemeinsam zu gehen bedeutet, nicht nur die Strapazen zu teilen, sondern zusammen etwas zu erleben, das durch das Gefühl des Miteinanders zu etwas ganz Besonderem wird.

Ein wichtiger Punkt, den man als die Person zu bedenken hat, die die Wanderung organisiert, ist, dass wir für die Wahl der Route verantwortlich sind und daher unbedingt das Niveau aller, die bei der Tour mitmachen, berücksichtigen müssen. Wenn die Gruppe nicht an Bewegung in der Natur gewöhnt ist, müssen wir darauf achten, dass sich alle je nach Wettervorhersage für den betreffenden Tag die nötige Ausrüstung beschaffen. Wir wählen angenehme, landschaftlich reizvolle und leichte Wege, die für alle machbar sind. Wir beziehen die Gruppe in die Planung der Tour ein: So stärken wir die Teilhabe und erreichen, dass sich alle Beteiligten noch mehr für die gemeinsame Sache begeistern. Wir schlagen für den Anfang einen gut markierten Weg vor, damit die anderen auch gleich etwas zum Thema Orientierung lernen können.

Such dir eine Gruppe von Personen, mit denen du einen Ausflug oder ein kleines Abenteuer unternehmen möchtest. Sprich mit ihnen über die Dinge, die du am Wandern liebst, und versuche, die Emotionen zu vermitteln, die du auf deinen Solotouren bisher erlebt hast. Erzähle ihnen, was du auf deinem Re-Wilding-Weg gelernt hast, und denk daran: Eines der schönsten Dinge beim Erleben von Natur ist das Gefühl von Zusammengehörigkeit, das wir dabei gewinnen.

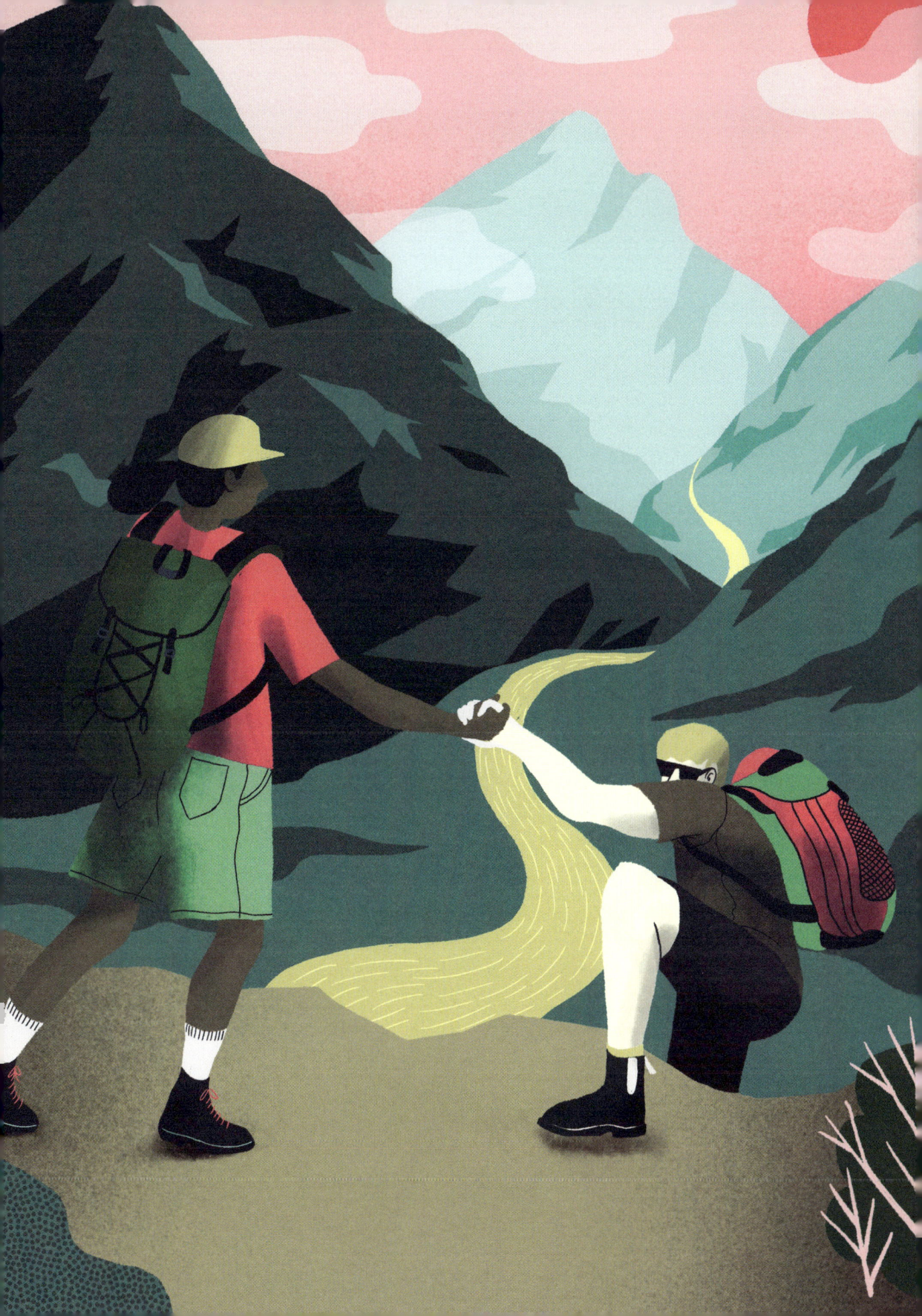

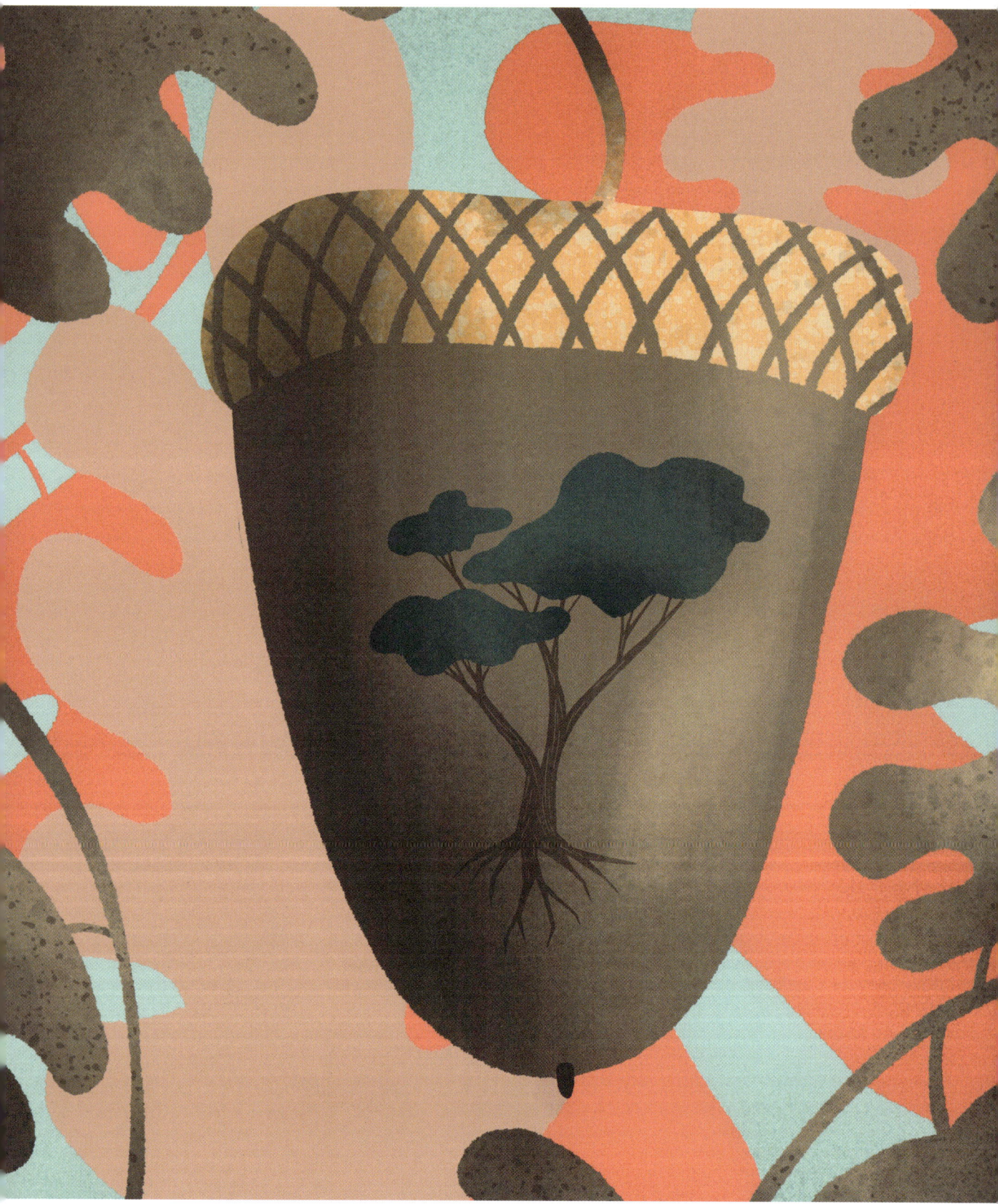

Wie eine Eichel

Die Eiche ist in vielen alten Kulturen ein Symbol für Kraft, Langlebigkeit und Weisheit. Entsprechend verehrt wurde sie als heiliger Baum mit tiefer spiritueller Bedeutung. Für die Kelten stellte der Stamm der Eiche die physische Welt dar, die Welt, in der wir alle leben. Die in den Boden reichenden Wurzeln wiesen hingegen auf die Verbindung mit den unteren Welten hin, während die nach oben ragenden Äste die Verbindung mit den höheren Welten darstellten.

Eichen wachsen auch in unserem Lebensraum. Es ist daher an der Zeit, eingehend darüber nachzudenken, was diese großen Bäume und ihre Früchte, die Eicheln, für uns symbolisieren können.

James Hillman, der weltbekannte jungianische Psychoanalytiker, Philosoph und Schriftsteller, formulierte die sogenannte Eicheltheorie, die für einen Re-Wilding-Prozess ungemein wichtig ist. Sie verweist auf die Dynamik der Natur als begleitendes Element bei der Suche nach unserem Weg im Leben und unserer Rolle auf dem Planeten.

Die Theorie besagt, dass in einer Eichel alle Informationen stecken, die es braucht, um die kleine Frucht in einen großen, blühenden Baum voller Leben zu verwandeln. Diese Informationen bestimmen die Struktur des Stammes und der Rinde, die Farbe und Form der Blätter, die Richtung, in die sich die Wurzeln und Äste erstrecken, und die Form der Eicheln, die der Baum bildet. In ähnlicher Weise tragen wir, wenn wir auf die Welt kommen, bereits unsere besonderen Talente, unseren »Daimon«, unsere Rolle im Leben und unsere naturgegebene Bestimmung in uns. Es liegt an uns, dieses Naturgegebene zu kultivieren, wenn wir ein gesundes und glückliches Leben erstreben wollen. Doch meistens wird diese Berufung unterdrückt, vergessen und übertönt von den Regeln, die uns die Gesellschaft auferlegt, oder von falschen Entscheidungen, die uns in andere Richtungen führen. Selbst die Eichel, die alle Informationen in sich trägt und das Potenzial hat, ein großer Baum zu werden, könnte vorzeitig verfaulen, von einem Tier gefressen werden oder ein anderes Schicksal erleiden. Wir haben die Pflicht, eine so tiefe Beziehung zu uns selbst aufzubauen, dass wir unsere Bestimmung, unsere wahre Natur und unsere Rolle in der Welt spüren oder fühlen.

: **Denk über die Eicheltheorie nach.**

VON DER EICHEL ZUR EICHE

In Gebieten der nördlichen Hemisphäre mit strengen Wintern ist der Januar der Monat, in dem die Natur vor Kälte erstarrt erscheint. In Wirklichkeit aber bereiten sich zu Boden gefallene Samen in unseren Parks und Wäldern schon darauf vor zu keimen und Wurzeln zu schlagen. Wenn dann die Monate mit viel Regen und Feuchtigkeit in den Böden ins Land ziehen, beginnen langsam die Eicheln zu sprießen, die im Spätsommer davor vom Baum gefallen sind.

Für Waldwandernde wie dich wird es nicht schwer sein, Eicheln zu finden. Wenn du sie im Herbst aufliest, wickle sie in ein feuchtes Papiertaschentuch, das du in eine Plastiktüte steckst. Lass sie ein paar Wochen im Kühlschrank, wobei du nur darauf achten musst, dass das Papier nicht austrocknet. Du bewirkst damit, dass die Eichel glaubt, der Winter sei gekommen.

Wenn du sie dann aus dem Kühlschrank und der Tüte holst, denkt die Eichel, der Frühling sei da, und beginnt eilig zu sprießen. Wenn du ihr beim Wachsen zusehen willst, musst du sie so auf ein Glas oder eine Flasche legen, dass der Trieb ins Wasser hängt und die Eichel selbst im Trockenen ist. Nimm Zahnstocher zu Hilfe oder verwende ein Fläschchen mit schmaler Öffnung. Wenn die kleine Pflanze nach ein paar Monaten sechs oder sieben Blätter ausgebildet hat, kannst du sie im Frühjahr ins Freie setzen. Bedenke bei der Wahl des Standorts, dass die Eiche mit der Zeit zu einem stattlichen Baum wird.

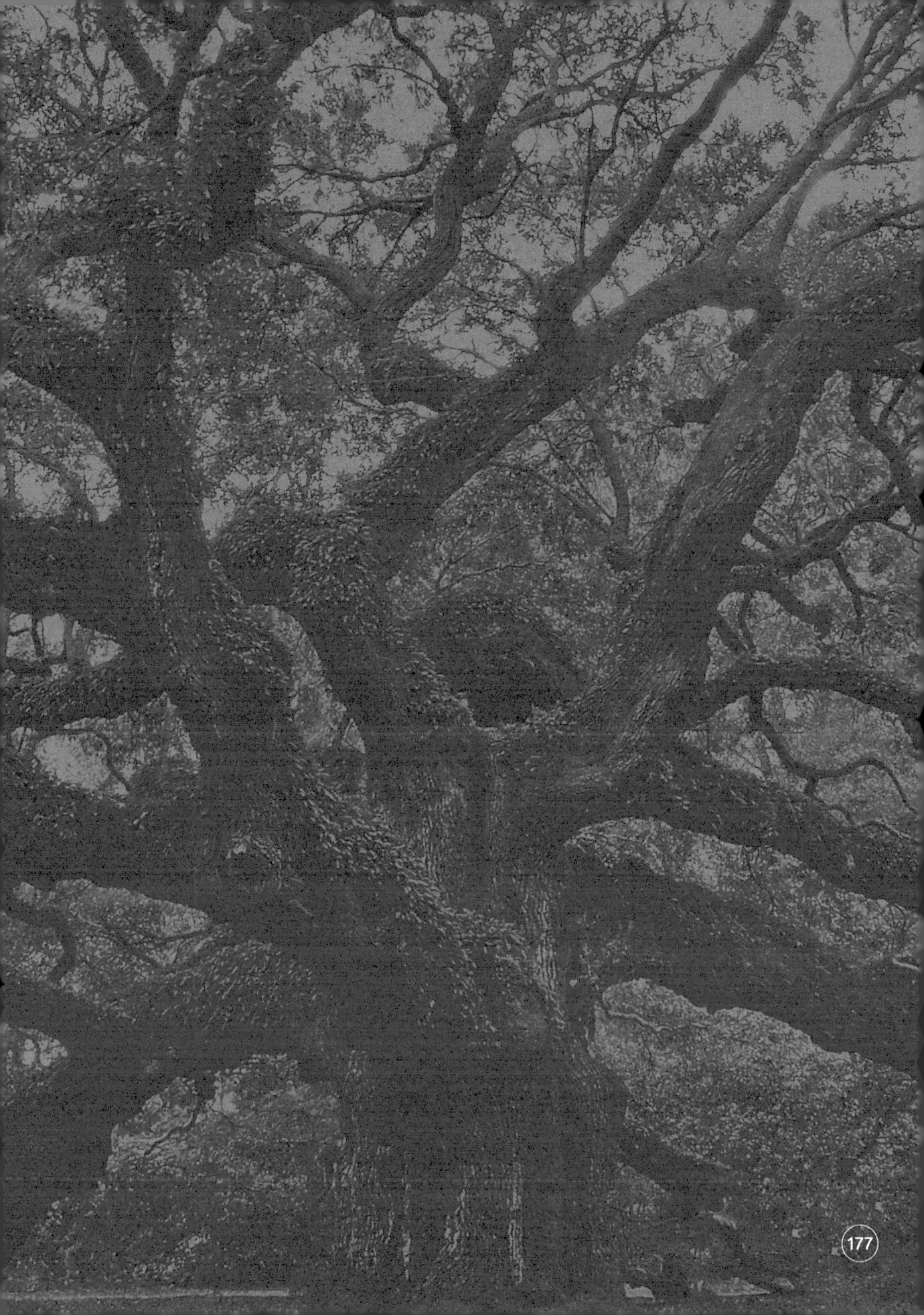

Mikro-jahreszeiten

Wenn sich die Straßen und Parks japanischer Städte in ein außerge-wöhnliches Farbkleid werfen, ist sie angebrochen: die weltberühmte Kirschblütenzeit. In Japan begegnet man den Veränderungen der Natur im zeitlichen Verlauf sehr achtsam, weshalb Traditionen, Kunst und Li-teratur von einer innigen und poetischen Beziehung zu Tieren, Pflanzen, natürlichen Lebensräumen und Witterungseinflüssen geprägt sind. Dank dieser besonderen Sensibilität und Hingabe beim Beobachten der Natur kennt die japanische Tradition sage und schreibe 72 Schlüssel-momente des Wandels und der Entwicklung im Jahreslauf. Jede dieser Zeitspannen kennzeichnet sich durch eine Reihe von Ereignissen, die für einen besonderen Moment im Kreislauf der Natur bestimmend sind.

Während wir mit dem gregorianischen Kalender lediglich die vier grundlegenden Sonnenstände berücksichtigen (die Tagundnachtglei-chen und die Sonnenwenden, aus denen sich unsere vier Jahreszeiten ableiten), kennt der alte Kalender in Japan und China eine viel dichtere Abfolge von Sonnenständen, die damit häufigere und kürzere Jahres-zeiten ergeben. Diese 24 Perioden zu je 15 Tagen werden *sekki* genannt und sind wiederum unterteilt in Zeiträume von jeweils etwa fünf Tagen. So entsteht ein Kalender mit 72 Mikrojahreszeiten, von denen jede sehr kurz ist und die feinen, kaum wahrnehmbaren Veränderungen in der Natur beschreibt. Zum Beispiel den Moment der Ankunft der Schwalben, den Tag, an dem die Gebirgsbäche zufrieren, oder die Zeit, in der häufig Regenbögen zu sehen sind. Für jede dieser Mikrojahreszeiten werden auch Veränderungen bei Pflanzen und Tieren beobachtet, wie etwa das Erblühen einer bestimmten Blume, das Laichen eines Fisches, der Zug oder die Paarung bestimmter Vögel.

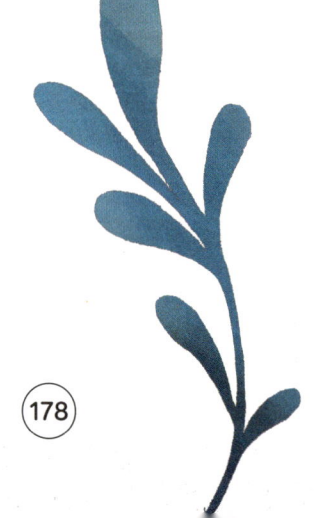

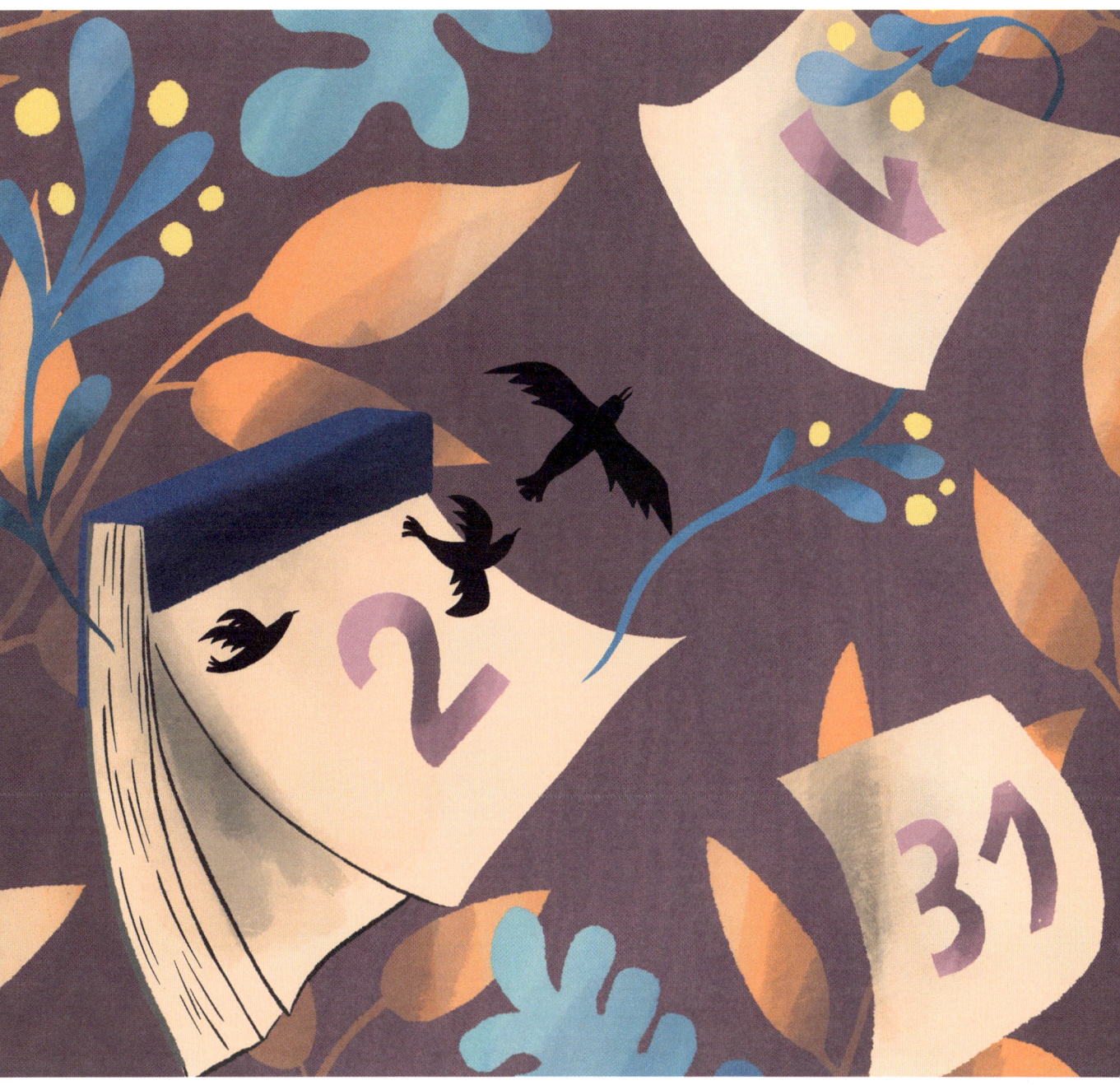

Verwende dein Tagebuch, um Naturerscheinungen während der letzten fünf bis sieben Tage zu notieren. Beschreibe die Temperatur, den Regen, die Wolken, die du am Himmel gesehen hast, die Tiere, denen du bei deinen Spaziergängen begegnet bist, und ihr Verhalten. Momente wie das Erwachen von Tieren aus dem Winterschlaf, das Blühen von Zweigen oder das Zufrieren von Gebirgsbächen können für eine Mikrojahreszeit kennzeichnend sein. Innerhalb eines Jahres wirst du deinen Kalender im japanischen Stil gestaltet haben, der die Abfolge von wichtigen Momenten in der Natur um dich herum beschreibt.

MIKROJAHRESZEITEN DES FRÜHLINGS

Der Frühling ist im traditionellen japanischen Kalender in die folgenden Mikrojahreszeiten unterteilt.

1) Risshun – Frühlingsbeginn
   4. bis 8. Februar
   Ostwind schmilzt das Eis.
   9. bis 13. Februar
   In den Bergen beginnen die Singvögel zu singen.
   14. bis 18. Februar
   Fische lugen aus dem Eis.

2) Usui – Der Tag, an dem der Schnee schmilzt: Regen
   19. bis 23. Februar
   Regen durchfeuchtet den Boden.
   24. bis 28. Februar
   Nebelbänke bilden sich.
   1. bis 5. März
   Am Boden und auf Bäumen sprießt es.

3) Keichitsu – Erscheinen der Würmer: Insekten erwachen
   6. bis 10. März
   Insekten, die Winterschlaf gehalten haben, schlüpfen aus ihren Höhlen.

11. bis 15. März
Erste Pfirsichblüten
16. bis 20. März
Raupen werden zu Schmetterlingen.

4) Shunbun – Frühjahrs-Tagundnachtgleiche
21. bis 25. März
Spatzen bauen ihre Nester.
26. bis 30. März
Erste Kirschblüten
31. März bis 4. April
Fernes Donnern

5) Seimei – Klar und hell
5. bis 9. April
Die Schwalben kehren zurück.
10. bis 14. April
Die Wildgänse fliegen nach Norden.
15. bis 19. April
Erste Regenbogen

**6) Kokuu – Regen fängt zu fallen an, die
Aussaat beginnt**
20. bis 24. April
Das erste Schilf sprießt.
25. bis 29. April
Letzter Frost, Reissetzlinge wachsen.
30. April bis 4. Mai
Pfingstrosen blühen.

Haiku

Leichter Regen fällt geräuschlos auf Moos. Wie viele Erinnerungen an die Vergangenheit!
Yosa Buson

Seit dem 17. Jahrhundert kennt die japanische Dichtkunst die literarische Kunstform des Haiku, um die Essenz eines flüchtigen und vergänglichen Bildes in der Natur einzufangen, zum Beispiel einen Sonnenstrahl, der plötzlich die Blätter eines Baumes zum Leuchten bringt, die ersten Regentropfen, die auf eine Wiese fallen, oder einen Zweig, der sich im Wind biegt. Diese Gedichtform unterscheidet sich stark von metrischer Dichtung und wird auch heute noch von vielen Menschen verwendet, um in kleinen, oft kaum wahrnehmbaren Zeichen der Natur Ähnlichkeiten mit der menschlichen Existenz zu suchen und jene subtilen Gefühle zu beschreiben, die ein Eintauchen in unberührte Natur bewirkt.

Diese dichterische Gattung, deren Bezeichnung von dem Dichter Masaoka Shiki geprägt wurde, erlebte vor allem in der Edo-Zeit (1603–1868) eine bedeutende Entwicklung. Andere große Namen, die meisterhafte Haiku schufen, um die Natur und die mit ihr verbundenen menschlichen Begebenheiten zu beschreiben, und damit der Schönheit dieser Gedichtform zu Anerkennung verhalfen, sind Matsuo Bashō, Kobayashi Issa und Yosa Buson.

Gemeinhin wird ein Haiku in nur eine Zeile geschrieben, wobei die Bilder oder Begriffe nebeneinanderstehen und durch ein *Kireji* (Schneidewort) getrennt sind. Ein Titel ist nicht notwendig, aber was es unbedingt braucht, ist ein *Kigo*, also ein Wort oder eine Phrase, die auf eine bestimmte Jahreszeit Bezug nimmt, sei es direkt oder auch nur erahnbar. Dieser Zusammenhang kann auch sehr subtil oder indirekt sein, wie etwa die Bezugnahme auf ein für eine bestimmte Jahreszeit in einem bestimmten Gebiet typisches Wetterereignis.

Auch wir können eine solche Form der Dichtung verwenden, um unsere Stimmung angesichts der Naturschauspiele zu beschreiben, die wir auf unseren Wanderungen erleben. Wenn es gelingt, die Emotionen des Seins inmitten einer unberührten Natur mit wenigen, sorgfältig gewählten Worten zu vermitteln, kommt dies einer Verinnerlichung der Gefühle gleich, die eine tiefe Verbundenheit zur Natur jeder und jedem von uns schenken kann. Verwenden wir unser Tagebuch, um unsere eigenen Haiku zu verfassen, denen wir Zeichnungen hinzufügen können, um die Bedeutung bildlich darzustellen.

Wenn du vor einem Naturschauspiel stehst, das dich bewegt, oder einen Gedanken hast, der mit der menschlichen Existenz, dem Lauf der Jahreszeiten,
mit Wind, Regen oder Tieren zu tun hat: Probiere, ein Haiku zu verfassen, um
die Gefühle zum Ausdruck zu bringen, die solche Eindrücke bei dir auslösen.

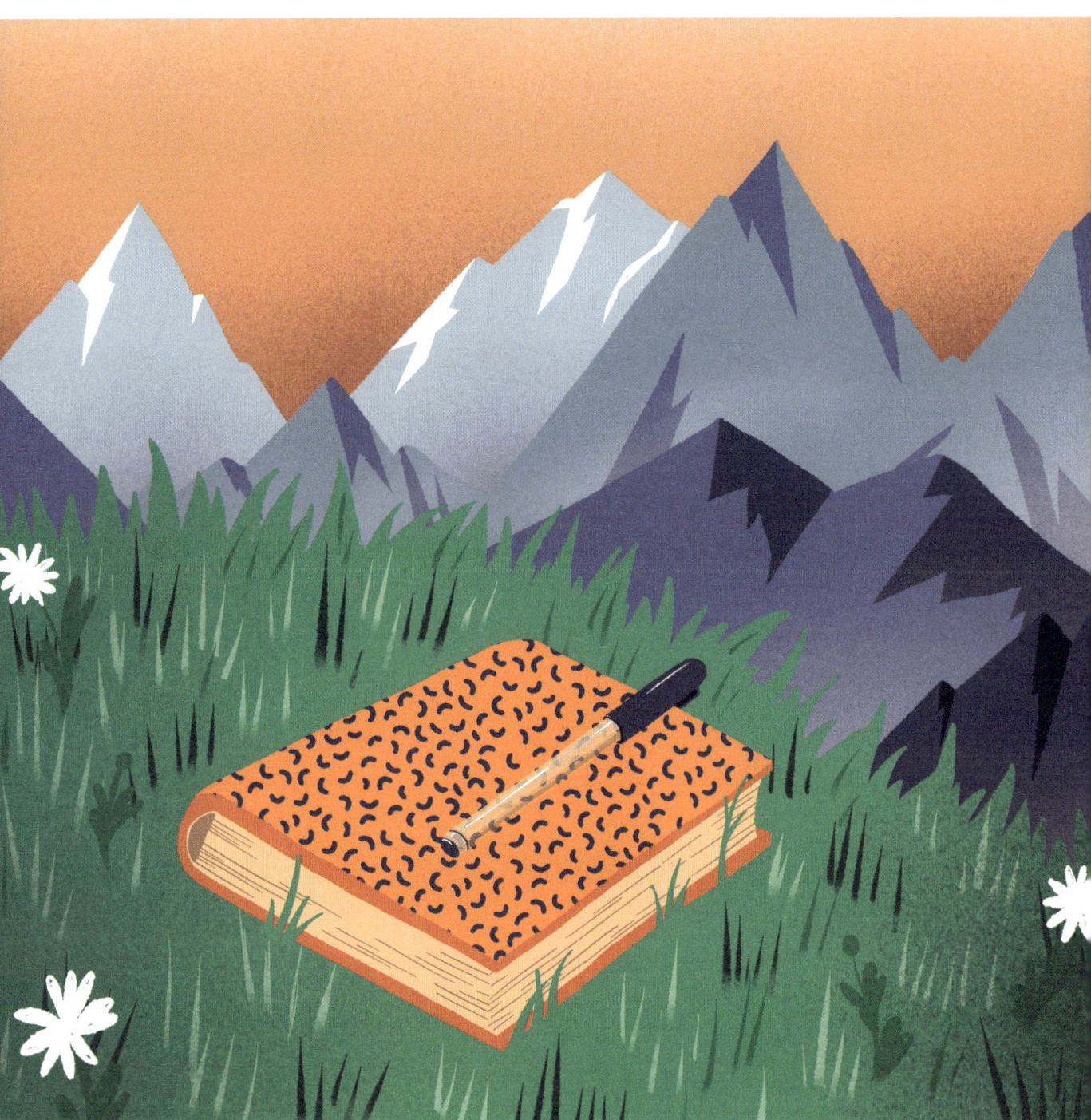

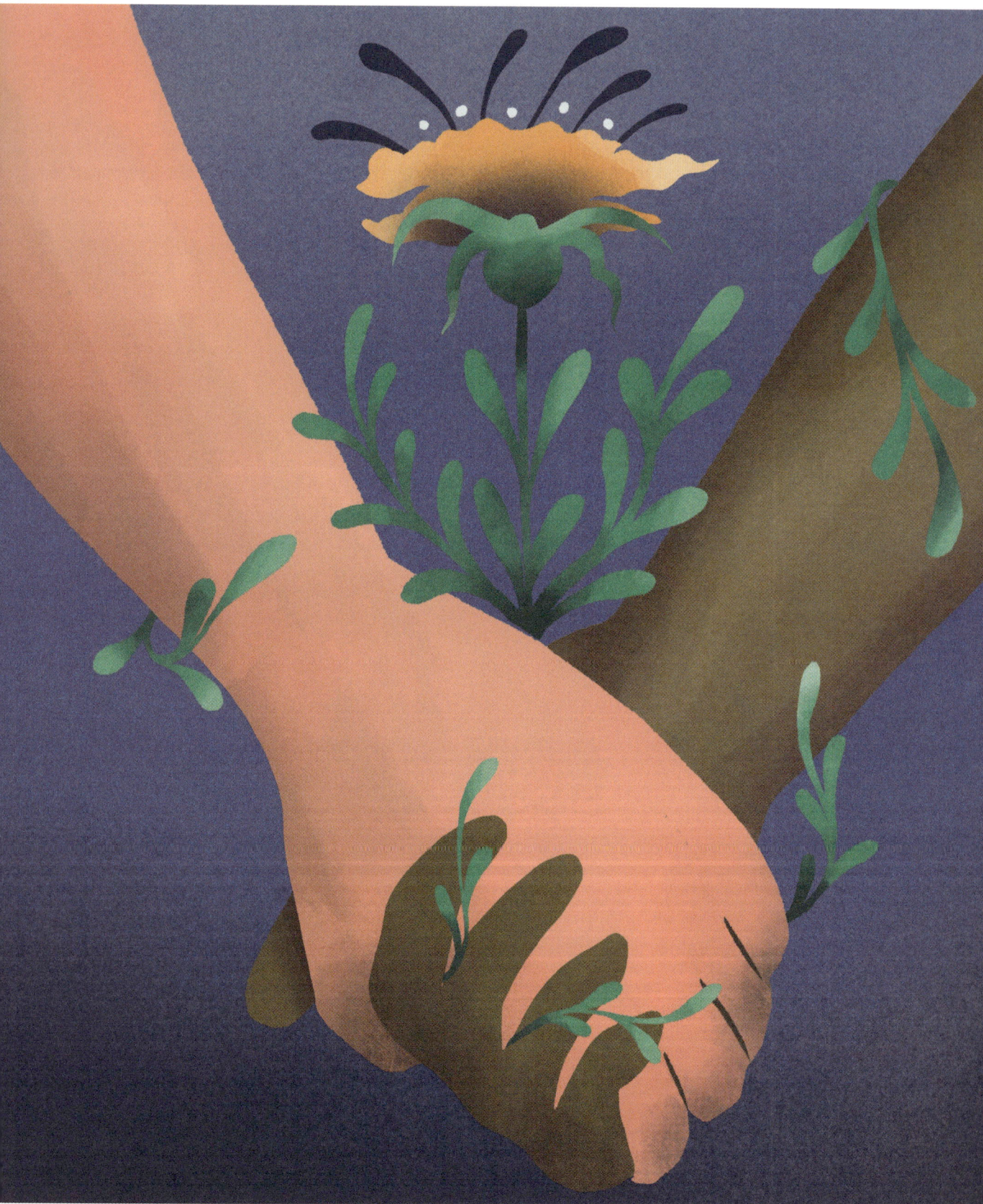

Mitwirken

Eine der wichtigsten Fragen, die sich naturbegeisterte Menschen stellen, ist: Wie kann ich aktiv zum Schutz der Ökosysteme und der Umwelt beitragen? Es gibt sehr viele Verbände, die sich für die Bewahrung von Gebieten, für Meere und Ozeane, die biologische Vielfalt und für Tiere einsetzen. An diese können wir uns wenden, um ehrenamtlich tätig zu werden.

Ein paar Stunden unserer Zeit einer Sache zu widmen, an die wir glauben, kann sehr befriedigend und auch sehr sinnvoll sein. Darüber hinaus kann die durch aktives und positives Verhalten erzielbare Vorbildfunktion für Menschen in unserem Umfeld Unentschlossene oder Faulpelze dazu bewegen, sich zu engagieren und Veränderungen mitzugestalten.

Umweltorganisationen spielen in unserem politischen System eine Schlüsselrolle, da sie sich mit Themen befassen, für die auf der institutionellen Tagesordnung oft nicht genügend Zeit und Mittel zur Verfügung stehen. Diese Verbände arbeiten in verschiedene Richtungen und tun sehr unterschiedliche Dinge: Sensibilisierungs- und Informationskampagnen, aber auch konkrete Aktionen zur Förderung von mehr Respekt für die Orte, an denen wir leben, und die Lebewesen, mit denen wir sie teilen.

Am besten ist es, einen kleinen Verein zu finden, der sich in unserer Nähe für eine Sache einsetzt, die uns am Herzen liegt. Es gibt welche, die generell Tiere oder Pflanzen schützen, und andere, die sich vielleicht auf ein spezielles Umweltproblem konzentrieren.

Große globale Verbände sind sicherlich wichtig, um politischen Druck auf Regierungen auszuüben und die Aufmerksamkeit auf die mit Blick auf die Ziele globaler Klimaagenden notwendigen Veränderungen oder andere länderübergreifende Prioritäten und Themen zu lenken. Doch es sind lokale Verbände, die sich um den Schutz der Natur um uns herum kümmern.

Schaffe in deinem Terminkalender Platz für etwas Zeit, um dich in einem Umwelt- oder Tierschutzverein zu engagieren. Wenn du aktiv an einer Sache mitwirkst, kannst du etwas Konkretes für die Natur tun.

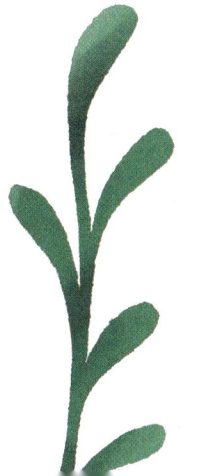

WILDEREI

Die Wilderei ist eine der größten Gefahren für die Artenvielfalt von Tieren und Pflanzen und damit für uns alle. Nach den Schätzungen des UNODC, dem Büro der Vereinten Nationen für Drogen- und Verbrechensbekämpfung, sind durch diese grausame Praxis und den illegalen Handel mit durch Wilderei gefangenen Exemplaren bis zu 7000 Tierarten vom Aussterben bedroht.

Einige dieser Arten sind weithin bekannt, wie etwa der Panda, der Afrikanische Elefant, der Tiger oder bestimmte Walarten. Doch die überwiegende Mehrheit von ihnen kennt kaum jemand, was es noch schwieriger macht, dem wahllosen Töten so vieler Tiere etwas entgegenzusetzen.

Bestimmt gibt es in auch deiner Gegend gefährdete Tierarten. Dennoch wirst du bei deinen Streifzügen früher oder später vielleicht auf eine Falle oder einen Mechanismus zum Töten oder Einfangen eines wehrlosen Tieres stoßen. Wenn du Fallen findest, fotografiere sie und verständige die Behörden. Vor allem aber überzeuge dich davon, dass sie deaktiviert werden.

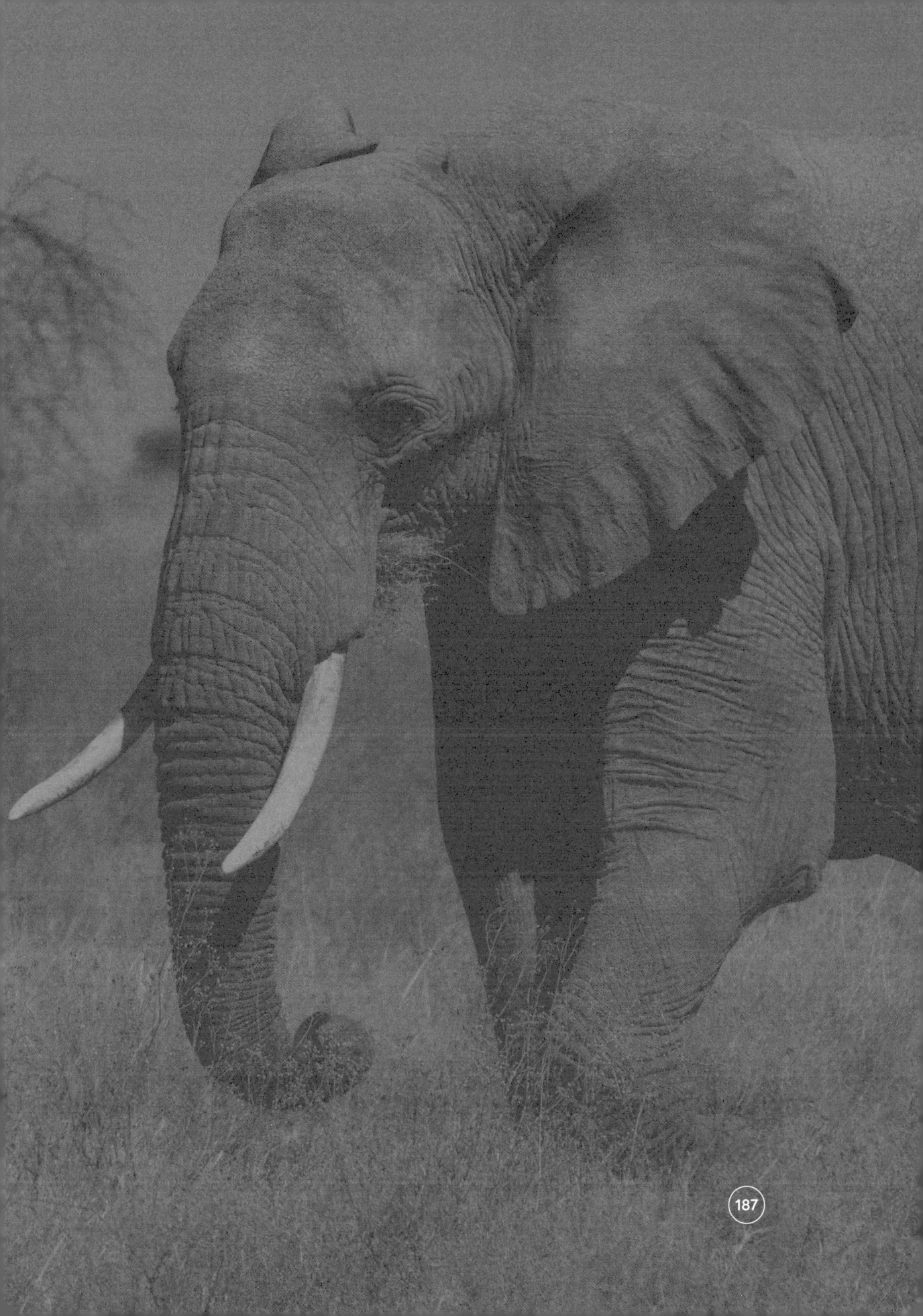

Regeln für ein nachhaltiges Leben

Ein Leben im Einklang mit der Natur ist sowohl Ursache als auch Folge eines guten Verhältnisses zu uns selbst. Wir alle streben nach einem Zustand von Gelassenheit und dauerhafter Zufriedenheit. Um dies zu erreichen, sollten wir uns bewusst machen, dass wir ein Leben führen müssen, das nachhaltig ist – für den Planeten und für uns selbst.

Zunächst sollten wir uns dazu erziehen, ruhig und klar zu denken. Geistige Disziplin heißt, sich nicht von einem wirren Umherschweifen der Gedanken überwältigen zu lassen. Es geht darum, sich selbst im Griff zu haben und sich nicht von den Meinungen anderer konditionieren zu lassen, von dem, was »sich gehört« oder die Gesellschaft für »richtig« hält. Ein Beispiel: Umweltaktivismus wird heute zumindest in der Theorie als etwas gesellschaftlich Notwendiges angesehen, galt aber noch bis vor ein paar Jahren als versnobt oder skurril.

Darüber hinaus ist es gesund, seinen Willen zu äußern und Initiativen zu ergreifen, die unser Leben, das Leben unserer Mitmenschen und die Gesundheit der uns umgebenden natürlichen Umwelt verbessern können – durch bewusst geplante und dann umgesetzte Aktionen.

Sich zu engagieren kann auch bedeuten, die in diesem Buch vorgestellten Praktiken auszuüben und eine starke Verbindung zur Natur wiederzufinden, für Tierrechte zu kämpfen oder ein vermülltes Stück Landschaft zu säubern. Die Aktionen, für die wir uns entscheiden, und ihre Ergebnisse wie auch die Gewohnheit, darauf zu achten, dass wir emotional im Gleichgewicht sind, sind der Schlüssel zu einem friedvollen Leben. Wir müssen unseren Geist schulen, um uns nicht von tiefer Traurigkeit oder unbändiger Freude überwältigen zu lassen.

In der Natur ist das Gleichgewicht ein strukturelles Konzept, nach dem wir streben sollten, um auch unser Dasein zu meistern. Gelingen kann dies durch Wahrung einer positiven Einstellung, die darauf ausgerichtet ist, das Schöne auch in dem zu erkennen, was hässlich erscheinen mag, oder selbst in den schlimmsten Ereignissen eine Chance zu sehen. Dazu sollten wir versuchen, uns unserer Urteile und Vorurteile zu enthalten und gleichzeitig offen dafür zu sein, dass wir unsere Ansicht oder Meinung vielleicht ändern müssen. Um dies zu erreichen, ist es hilfreich, Zeit in Meditation und die Kultivierung von Dankbarkeit zu investieren.

Und wir dürfen nie vergessen, dass es nichts Trennendes gibt zwischen uns und dem, was wir um uns haben. Die Natur ist ein Teil von uns, eine Erweiterung unseres Seins.

⋮ **Verbringe möglichst viel Zeit in der freien Natur.**

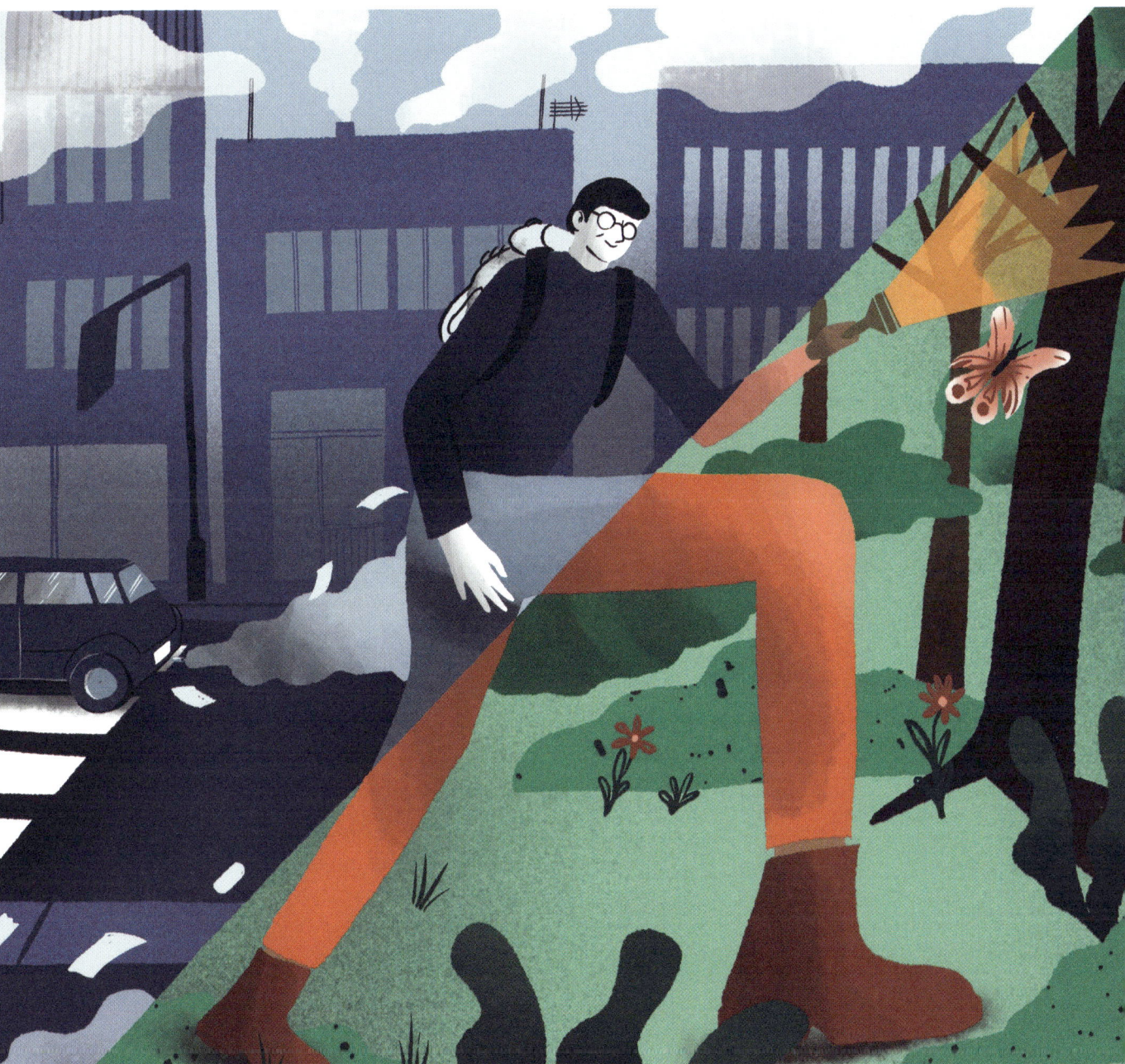

Stefano Luca Tosoni

Zwölf Jahre lang war er in der Unterhaltungsbranche bei Unternehmen wie *Sony Television* und *Discovery Italia* für das Marketing zuständig. Sein Leben und seine Sichtweisen änderten sich, als er das *wood*ing – wild food lab* kennenlernte – ein wissenschaftliches Labor, das sich mit der Erforschung von wild wachsender Nahrung für den menschlichen Verzehr befasst. Er übernahm das Marketing und die Leitung von Sonderprojekten, die darauf abzielen, durch die Verbreitung der Forschungsergebnisse zur Erhaltung der botanischen Artenvielfalt in Italien und der ganzen Welt beizutragen.

Virginia Taroni

Die Illustratorin und Bühnenbildnerin hat ihren Abschluss an der *Accademia di Belle Arti* in Rom gemacht. Sie zeichnet gerne die Natur (am liebsten Pflanzen), wenn sie nicht gerade Romane oder Comics liest, sich Fernsehserien ansieht und Katzen streichelt.

Valeria Margherita Mosca

Die Köchin und Nahrungssammlerin (Forager) ist die Leiterin des *wood*ing – wild food lab*.

Bildnachweis Cover:
Volodymyr Hryshchenko /Unsplash

Bildnachweis Innenteil:
S. 4: shutterstock / Ingaav
S. 8: Ine Carriquiry / Unsplash
S. 12: Joel & Jasmin Førestbird /Unsplash
S. 16–17: shutterstock / RoxanaBashyrova
S. 18: shutterstock / Andrew Mayovskyy
S. 28–29: Danny Lau / Unsplash
S. 42–43: Maksim Shutov / Unsplash
S. 46–47: Porter Raab / Unsplash
S. 48–49: Wil Stewart / Unsplash
S. 50: Daniel Roe / Unsplash
S. 58–59: Marc Zimmer / Unsplash
S. 66–67: Sylvain Mauroux / Unsplash
S. 74–75: David Marcu / Unsplash
S. 80–81: Vincent van Zalinge /Unsplash
S. 82–83: Wandering Indian /Unsplash
S. 84: Jose Llamas / Unsplash
S. 90–91: shutterstock / KashtykiNata
S. 94–95: Sharissa Johnson / Unsplash
S. 108–109: shutterstock / Olya Maximenko
S. 112–113: Arfan Abdulazeez / Unsplash
S. 116–117: shutterstock / Lipatova Maryna
S. 118–119: Gian-Reto Tarnutzer / Unsplash
S. 120: Filip Zrnzević / Unsplash
S. 126–127: Mario Dobelmann / Unsplash
S. 130–131: shutterstock / Wojmac
S. 134–135: raquel raclette / Unsplash
S. 142–143: shutterstock / Creative Travel Projects
S. 146–147: shutterstock / RYR Fotografia
S. 154–155: Nick Perez / Unsplash
S. 156: Casey Horner / Unsplash
S. 162–163: shutterstock / Jescs89
S. 168–169: shutterstock / Cagla Acikgoz
S. 176–177: shutterstock / Dale Dudley
S. 180–181: shutterstock / Makistock
S. 186–187: Jean-Daniel Calame / Unsplash

Die in diesem Buch gewählten geschlechtlichen Formen beziehen sich immer zugleich auf weibliche, männliche und diverse Personen, denn natürlich sollen unsere Bücher allen Menschen Freude bringen.

Titel der Originalausgabe:
Re-Wild. 50 percorsi di riconnessione con la natura

Die Originalausgabe ist 2022 bei **Vivida** erschienen, einem Imprint von White Star s.r.l.

Copyright © **Vivida**

Vivida™ is a trademark property of White Star s.r.l.
2022 White Star s.r.l.
Piazzale Luigi Cadorna, 6
20123 Milan, Italy
www.whitestar.it
www.vividabooks.com

© 2022 für die deutsche Ausgabe:
arsEdition GmbH, Friedrichstr. 9, D-80801 München
Alle Rechte vorbehalten
Text: Stefano Luca Tosoni
Illustration: Virginia Taroni
Aus dem Italienischen von Alexandra Hoi
Originalgestaltung: Davide Canesi / PEPE nymi
Covergestaltung: arsEdition GmbH
Satz und Redaktion: Thomas Rath für booklab GmbH, München

ISBN 978-3-8458-4962-1

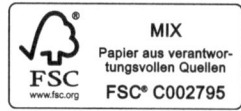

FSC www.fsc.org
MIX
Papier aus verantwortungsvollen Quellen
FSC® C002795

www.arsedition.de